新编普外科
疾病护理学

—— 郭香 主编 ——

汕头大学出版社

图书在版编目（CIP）数据

新编普外科疾病护理学 / 郭香主编. 一汕头：汕
头大学出版社，2018.8
ISBN 978-7-5658-2929-1

Ⅰ．①新… Ⅱ．①郭… Ⅲ．①外科学－护理学 Ⅳ．
①R473.6

中国版本图书馆CIP数据核字（2018）第205843号

新编普外科疾病护理学
XINBIAN PUWAIKE JIBING HULIXUE

主　　编：郭　香
责任编辑：宋倩倩
责任技编：黄东生
封面设计：蒲文琪
出版发行：汕头大学出版社
　　　　　广东省汕头市大学路243号汕头大学校园内　　邮政编码：515063
电　　话：0754-82904613
印　　刷：廊坊市国彩印刷有限公司
开　　本：880mm×1230mm　　1/32
印　　张：7.5
字　　数：189千字
版　　次：2018年8月第1版
印　　次：2019年3月第1次印刷
定　　价：48.00元
ISBN 978-7-5658-2929-1

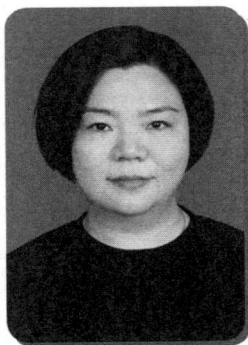

郭 香

1972年3月出生，山东淄博人，大本学历，主管护师。1991年参加工作，历任骨科护士长、外科护士长、消毒供应室护士长，现任淄博市中医医院老干部科科长。工作扎实，业务精湛，临床经验丰富，曾获"淄博市见义勇为先进个人奖"一次。

前言
preface

护理学是将自然科学与社会科学紧密联系起来的为人类健康服务的综合性应用学科。随着医学科学的迅速发展和医学模式的转变,普外科学在国际上有突飞猛进的发展,这也为普外科护理学引入许多新理念,大量的新业务、新技术运用到临床中。但在国内,系统地反映普外科护理近年新进展的专著还甚为少见。因此,为拓宽广大普外科护理工作者的视野,提高护理水平,加强普外科护理学的建设与发展,促进普外科护理工作紧跟时代步伐,并适应专业人才培养的需要,特编写了《新编普外科疾病护理学》一书,旨在为普外科护理人员在临床护理工作提供理论参考的依据。

本书内容共十章。基本涵盖了普外科专业的常见疾病和多发疾病,并进行了系统的划分和详尽的描述,主要内容包括疾病概述、临床表现、诊断要点、治疗原则、护理评估、护理诊断、术前及术后护理措施、并发症的处理及护理等。全书内容丰富,语言简洁,层次清晰,浅显易懂,侧重先进性、实用性和可操作性,有助于临床护理人员快速掌握普外科护理知识和技能,同时也可供医学院教师在临床、教学工作中参考。

诚然,医学科学的发展是迅速的,普外科护理技术的学习与进步也是无止境的。尽管在繁忙的日常医疗工作之余对本书进行了多次审校,但由于撰写时间紧迫,疏漏和不妥之处在所难免,恳请同仁和读者不吝赐教,予以批评指正。

郭 香

淄博市中医医院

2018 年 4 月

目 录
CONTENTS

第一章　普外科基本护理技术 ……………………………… （1）

    第一节　铺床技术 …………………………………… （1）

    第二节　患者的清洁卫生及护理 …………………… （9）

    第三节　患者的体位和变换 ………………………… （18）

    第四节　止血、包扎 ………………………………… （25）

    第五节　清创、换药 ………………………………… （31）

第二章　普外科常用管道的护理 ………………………… （38）

    第一节　胃管的护理 ………………………………… （38）

    第二节　三腔二囊管的护理 ………………………… （46）

    第三节　腹腔引流管的护理 ………………………… （49）

    第四节　肝管引流术及护理 ………………………… （52）

第三章　外科损伤患者的护理 …………………………… （56）

    第一节　烧伤患者的护理 …………………………… （56）

    第二节　机械性损伤患者的护理 …………………… （68）

第四章　外科休克患者的护理 …………………………… （76）

第五章　水、电解质及酸碱失衡患者的护理 …………… （92）

    第一节　水和钠代谢失衡患者的护理 ……………… （92）

    第二节　钾代谢失衡患者的护理 …………………… （97）

    第三节　代谢性酸中毒患者的护理 ………………… （101）

    第四节　代谢性碱中毒患者的护理 ………………… （104）

第五节　呼吸性酸中毒患者的护理 ·················（105）

第六节　呼吸性碱中毒患者的护理 ·················（106）

第六章　外科营养支持患者的护理 ·················（108）

第一节　肠内营养患者的护理 ···············（115）

第二节　肠外营养患者的护理 ···············（123）

第七章　甲状腺与乳腺疾病患者的护理 ············（131）

第一节　甲状腺功能亢进症患者的护理 ·········（131）

第二节　甲状腺癌患者的护理 ···············（137）

第三节　急性乳腺炎患者的护理 ·············（146）

第四节　乳腺癌患者的护理 ················（148）

第八章　胃肠道疾病患者的护理 ·················（154）

第一节　急性阑尾炎患者的护理 ·············（154）

第二节　急性化脓性腹膜炎患者的护理 ·········（158）

第三节　肠梗阻患者的护理 ················（161）

第四节　胃十二指肠损伤患者的护理 ··········（167）

第五节　脾破裂患者的护理 ················（171）

第六节　小肠破裂患者的护理 ···············（175）

第九章　胰腺疾病患者的护理 ··················（180）

第一节　急性胰腺炎患者的护理 ·············（180）

第二节　胰腺癌患者的护理 ················（186）

第十章　肝胆疾病患者的护理 ··················（194）

第一节　胆囊炎患者的护理 ················（194）

第二节　急性重症胆管炎患者的护理 ··········（201）

第三节　胆石症患者的护理 ················（210）

参考文献 ·····························（226）

普外科基本护理技术

第一节　铺床技术

病床是病室的主要设备，是患者睡眠与休息的必须用具。患者，尤其是卧床患者与病床朝夕相伴，因此，床铺的清洁、平整和舒适，可使患者心情舒畅，增强治愈疾病的自信心，并可预防并发症的发生。

铺床总的要求为舒适、平整、安全、实用、节时、节力。常用的病床有：①钢丝床：有的可通过支起床头、床尾（二截或三截摇床）而调节体位，有的床脚下装有小轮，便于移动；②木板床：为骨科患者所用；③电动控制多功能床：患者可自己控制升降或改变体位。

病床及被服类规格要求是：①一般病床：高 60 cm，长 200 cm，宽 90 cm；②床垫：长宽与床规格同，厚9 cm，以棕丝作垫芯为好，也可用橡胶泡沫，塑料泡沫作垫芯，垫面选帆布制作；③床褥：长宽同床垫，一般以棉花作褥芯，棉布作褥面；④棉胎：长 210 cm，宽160 cm；⑤大单：长 250 cm，宽 180 cm；⑥被套：长230 cm，宽170 cm，尾端开口缝四对带；⑦枕芯：长 60 cm，宽 40 cm，内装木棉或高弹棉、锦纶丝棉，以棉布作枕面；⑧枕套：长65 cm，宽45 cm；⑨橡胶单：长 85 cm，宽 65 cm，两端各加白布 40 cm；⑩中单：长85 cm，宽 170 cm。以上各类被服均以棉布制作。

一、备用床

（一）目的

铺备用床为准备接受新患者和保持病室整洁美观。

（二）用物准备

床、床垫、床褥、枕芯、棉胎或毛毯、大单、被套或衬单及罩单、枕套。

（三）操作方法

1. 被套法

（1）将上述物品置于护理车上，推至床前。

（2）移开床旁桌，距床 20 cm，并移开床旁椅置床尾正中，距床 15 cm。

（3）将用物按铺床操作的顺序放于椅上。

（4）翻床垫，自床尾翻向床头或反之，上缘紧靠床头。床褥铺于床垫上。

（5）铺大单，取折叠好的大单放于床褥上，使中线与床的中线对齐，并展开拉平，先铺床头后铺床尾。①铺床头：一手托起床头的床垫，一手伸过床的中线将大单塞于床垫下，将大单边缘向上提起呈等边三角形，下半三角平整塞于床垫下，再将上半三角翻下塞于床垫下。②铺床尾：至床尾拉紧大单，一手托起床垫，一手握住大单，同法铺好床角。③铺中段：沿床沿边拉紧大单中部边沿，然后，双手掌心向上，将大单塞于床垫下。④至对侧：同法铺大单。

（6）套被套：①S形式套被套法（图1-1）：被套正面向外使被套中线与床中线对齐，平铺于床上，开口端的被套上层倒转向上约1/3。棉胎或毛毯竖向三折，再按S形横向三折。将折好的棉胎置于被套开口处，底边与被套开口边平齐。拉棉胎上边至被套封口处，并将竖折的棉胎两边展开与被套平齐（先近侧后对侧）。盖被上缘距床头15 cm，至床尾逐层拉平盖被，系好带子。边缘向内折叠与床沿平齐，尾端掖于床垫下。同上法将另一侧盖被理好。②卷筒式套被套法（图1-2）：被套正面向内平铺于床上，开口端向床尾，棉胎或毛毯平铺在被套上，上缘与被套封口边齐，将棉胎与被套上层一并由床尾卷至床头（也可由床头卷向床尾），自开口处翻转，拉平各层，系带，余同S形式。

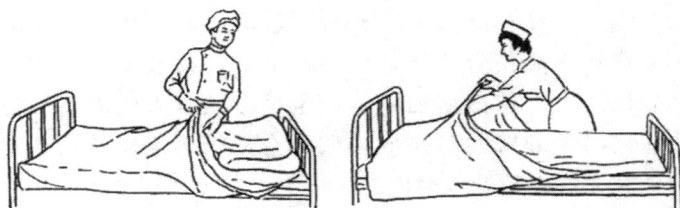

图 1-1　形套被法

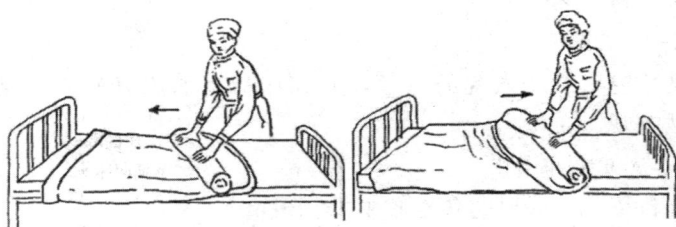

图 1-2　卷筒式盖被套法

（7）套枕套，于椅上套枕套，使四角充实，系带子，平放于床头，开口背门。

（8）移回桌椅，检查床单，保持整洁。

2. 被单法

（1）移开床旁桌、椅，翻转床垫、铺大单，同被套法。

（2）将反折的大单（衬单）铺于床上，上端反折 10 cm，与床头齐，床尾按铺大单法铺好床尾。

（3）棉胎或毛毯平铺于衬单上，上端距床头 15 cm，将床头衬单反折于棉胎或毛毯上，床尾同大单铺法。

（4）铺罩单，正面向上对准床中线，上端与床头齐，床尾处则折成斜 45°，沿床边垂下。转至对侧，先后将衬单、棉胎及罩单同上法铺好。

（5）余同被套法。

（四）注意事项

（1）铺床前先了解病室情况，若患者进餐或作无菌治疗时暂不铺床。

（2）铺床前要检查床各部分有无损坏，若有则修理后再用。

（3）操作中要使身体靠近床边，上身保持直立，两腿前后分开稍屈膝以扩大支持面增加身体稳定性，既省力又能适应不同方向操作。同时手和臂的动作要协调配合，尽量用连续动作，以节省体力消耗，并缩短铺床时间。

（4）铺床后应整理床单及周围环境，以保持病室整齐。

二、暂空床

（一）目的

铺暂空床供新入院的患者或暂离床活动的患者使用，保持病室整洁美观。

（二）用物准备

同备用床，必要时备橡胶中单、中单。

（三）操作方法

（1）将备用床的盖被四折叠于床尾。若被单式，在床头将罩单向下包过棉胎上端，再翻上衬单作25 cm的反折，包在棉胎及罩单外面。然后将罩单、棉胎、衬单一并四折，叠于床尾。

（2）根据病情需要铺橡胶中单、中单。中单上缘距床头50 cm，中线与床中线对齐，床缘的下垂部分一并塞床垫下。至对侧同上法铺好。

三、麻醉床

（一）目的

（1）铺麻醉床便于接受和护理手术后患者。

（2）使患者安全、舒适和预防并发症。

（3）防止被褥被污染，并便于更换。

（二）用物准备

1. 被服类

同备用床，另加橡胶中单、中单二条。弯盘、纱布数块、血压计、听诊器、护理记录单、笔。根据手术情况备麻醉护理盘或急救车上备麻醉护理用物。

2．麻醉护理盘用物

治疗巾内置张口器、压舌板、舌钳、牙垫、通气导管、治疗碗、镊子、输氧导管、吸痰导管、纱布数块。治疗巾外放电筒、胶布等。必要时备输液架、吸痰器、氧气筒、胃肠减压器等。天冷时无空调设备应备热水袋及布套各2只、毯子。

（三）操作方法

（1）拆去原有枕套、被套、大单等。

（2）按使用顺序备齐用物至床边，放于床尾。

（3）移开床旁桌椅等同备用床。

（4）同暂空床铺好一侧大单、中段橡胶中单、中单及上段橡胶中单、中单，上段中单与床头齐。转至对侧，按上法铺大单、橡胶中单、中单。

（5）铺盖被：①被套式：盖被头端两侧同备用床，尾端系带后向内或向上折叠与床尾齐，将向门口一侧的盖被三折叠于对侧床边；②被单式：头端铺法同暂空床，下端向上反折和床尾齐，两侧边缘向上反折同床沿齐，然后将盖被折叠于一侧床边。

（6）套枕套后将枕头横立于床头，以防患者躁动时头部碰撞床栏而受伤（图1-3）。

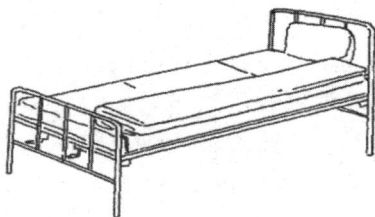

图1-3　麻醉床

（7）移回床旁桌，椅子放于接受患者对侧床尾。

（8）麻醉护理盘置于床旁桌上，其他用物放于妥善处。

（四）注意事项

（1）铺麻醉床时，必须更换各类清洁被服。

（2）床头一块橡胶中单、中单可根据病情和手术部位需要铺于床头或床尾。若下肢手术者将单铺于床尾,头胸部手术者铺于床头。全麻手术者为防止呕吐物污染床单则铺于床头。而一般手术者,可只铺床中部中单即可。

(3) 患者的盖被根据医院条件增减。冬季必要时可置热水袋两只(加布套),分别放于床中部及床尾的盖被内。

(4) 输液架、胃肠减压器等物放于妥善处。

四、卧有患者床

(一) 扫床法

1. 目的

(1) 使病床平整无皱褶,患者睡卧舒适,保持病室整洁美观。

(2) 随扫床操作协助患者变换卧位,又可预防褥疮及坠积性肺炎。

2. 用物准备

护理车上置浸有消毒液的半湿扫床巾的盆,扫床巾每床一块。

3. 操作方法

(1) 备齐用物,推护理车至患者床旁,向患者解释,以取得合作。

(2) 移开床旁桌椅,半卧位患者,若病情许可,暂将床头、床尾支架放平,以便操作。若床垫已下滑,须上移与床头齐。

(3) 松开床尾盖被,助患者翻身侧卧背向护士,枕头随患者翻身移向对侧。松开近侧各层被单,取扫床巾分别扫净中单、橡胶中单后搭在患者身上。然后自床头至床尾扫净大单上碎屑,注意枕下及患者身下部分各层应彻底扫净,最后将各单逐层拉平铺好。

(4) 助患者翻身侧卧于扫净一侧,枕头也随之移向近侧。转至对侧,以上法逐层扫净拉平铺好。

(5) 助患者平卧,整理盖被,将棉胎与被套拉平,掖成被筒,为患者盖好。

(6) 取出枕头,揉松,放于患者头下,支起床上支架。

(7) 移回床旁桌椅,整理床单位,保持病室整洁美观,向患者致谢意。

（8）清理用物，归回原处。

（二）更换床单法

1. 目的

（1）使病床平整无皱褶，患者睡卧舒适，保持病室整洁美观。

（2）随扫床操作协助患者变换卧位，又可预防褥疮及坠积性肺炎。

2. 用物准备

清洁的大单、中单、被套、枕套，需要时备患者衣裤。护理车上置浸有消毒液的半湿扫床巾的盆，扫床巾每床一块。

3. 操作方法

（1）适用于卧床不起，病情允许翻身者（图1-4）。①备齐用物推护理车至患者床旁，向患者解释，以取得合作。移开床旁桌椅，半卧位患者，若病情许可，暂将床头、床尾支架放平，以便操作。若床垫已下滑，须上移与床头齐。清洁的被服按更换顺序放于床尾椅上。②松开床尾盖被，助患者侧卧，背向护士，枕头随之移向对侧。③松开近侧各单，将中单卷入患者身下，用扫床巾扫净橡胶中单上的碎屑，搭在患者身上再将大单卷入患者身下，扫净床上碎屑。④取清洁大单，使中线与床中线对齐。将对侧半幅卷紧塞于患者身近侧，半幅自床头、床尾、中部先后展平拉紧铺好，放下橡胶中单，铺上中单（另一半卷紧塞于患者身下），两层一并塞入床垫下铺平。移枕头并助患者翻身面向护士。转至对侧，松开各单，将中单卷至床尾大单上，扫净橡胶中单上的碎屑后搭于患者身上，然后将污大单从床头卷至床尾与污中单一并丢入护理车污衣袋或护理车下层。⑤扫净床上碎屑，依次将清洁大单、橡胶中单、中单逐层拉平，同上法铺好。助患者平卧。⑥解开污被套尾端带子，取出棉胎盖在污被套上，并展平。将清洁被套铺于棉胎上（反面在外），两手伸入清洁被套内，抓住棉胎上端两角，翻转清洁被套，整理床头棉被，一手抓棉被下端，一手将清洁被套往下拉平，同时顺手将污棉套撤出放入护理车污衣袋或护理车下层。棉被上端可压在枕下或请患者抓住，然后至床尾逐层拉平后系好带子，掀成被筒为患者盖好。⑦一手托起头颈部，一手迅速取出枕头，更换枕套，助患者枕好枕头。⑧清理用物，归回原处。

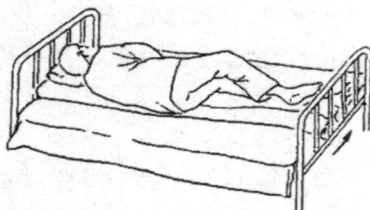

图 1-4 卧有允许翻身患者床换单法

（2）适用于病情不允许翻身的侧卧患者（图 1-5）。①备齐用物推护理车至患者床旁，向患者解释，以取得合作。移开床旁桌椅，半卧位患者，若病情许可，暂将床头、床尾支架放平，以便操作。若床垫已下滑，须上移与床头齐。清洁的被服按更换顺序放于床尾椅上。②两人操作。一人一手托起患者头颈部，另一人一手迅速取出枕头，放于床尾椅上。松开床尾盖被，大单、中单及橡胶中单。从床头将大单横卷成筒式至肩部。③将清洁大单横卷成筒式铺于床头，大单中线与床中线对齐，铺好床头大单。一人抬起患者上半身（骨科患者可利用牵引架上拉手，自己抬起身躯），将污大单、橡胶中单、中单一起从床头卷至患者臀下，同时另一人将清洁大单也随着污单拉至臀部。④放下上半身，一人托起臀部，一人迅速撤出污单，同时将清洁大单拉至床尾，橡胶中单放在床尾椅背上，污单丢入护理车污衣袋或护理车下层，展平大单铺好。⑤一人套枕套为患者枕好。一人备橡胶中单、中单，并先铺好一侧，余半幅塞患者身下至对侧，另一人展平铺好。⑥更换被套、枕套同方法一，两人合作更换。

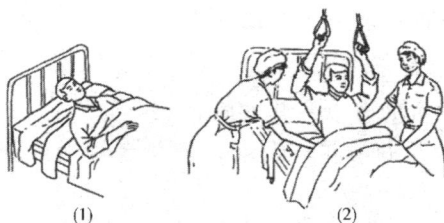

图 1-5 卧有不允许翻身患者床换单法

（3）盖被为被单式更换衬单和罩单的方法：①将床头污衬单反折部分翻至被下，取下污罩单丢入污衣袋或护理车下层。②铺大单（衬单）于棉胎上，反面向上，上端反折 10 cm，与床头齐。③将棉胎在衬单下由床尾退出，铺于衬单上，上端距床头 15 cm。④铺罩单，正面向上，对准中线，上端和床头齐。⑤在床头将罩单向下包过棉胎上端，再翻上衬单作 25 cm 的反折，包在棉胎和罩单的外面。⑥盖被上缘压于枕下或请患者抓住，在床尾撤出衬单，并逐层拉平铺好床尾，注意松紧，以防压迫足趾。

4. 注意事项

（1）更换床单或扫床前，应先评估患者及病室环境是否适宜操作。需要时应关闭门窗。

（2）更换床单时注意保暖，动作敏捷，勿过多翻动和暴露患者，以免患者过劳和受凉。

（3）操作时要随时注意观察病情。

（4）患者若有输液管或引流管，更换床单时可从无管一侧开始，操作较为方便。

（5）撤下的污单切勿丢在地上或他人床上。

第二节　患者的清洁卫生及护理

清洁是患者的基本需求之一，是维持和获得健康的重要保证，清洁可以清除微生物及污垢，防止细菌繁殖，促进血液循环，有利于体内废物排泄，同时清洁使人感到愉快、舒适。

一、口腔护理

口腔护理的目的有以下几方面。

（1）保持口腔的清洁、湿润，使患者舒适，预防口腔感染等并发症。

（2）防止口臭、口垢，促进食欲，保持口腔的正常功能。

（3）观察口腔黏膜和舌苔的变化、特殊的口腔气味，可提供病情的动态信息，例如肝功能不全患者，出现肝臭，常是肝昏迷的先兆。

常用的漱口液有生理盐水、朵贝尔溶液（复方硼酸溶液）、1%～3%过氧化氢溶液、2%～3%硼酸溶液、1%～4%碳酸氢钠溶液、0.02%呋喃西林溶液、0.1%醋酸溶液。

（一）协助口腔冲洗

1. 目的

协助口腔手术后使用固定器，或对有口腔病变的患者清洁口腔。

2. 用物准备

治疗碗、治疗巾、弯盘、生理盐水、朵贝尔溶液、口镜、抽吸设备、压舌板、手电筒、20 mL 空针及冲洗针头。

3. 操作步骤

（1）洗手。

（2）准备用物携至患者床旁。

（3）向患者解释。协助患者采取半坐位式，并于胸前铺治疗巾及放置弯盘。①装生理盐水及朵贝尔溶液于溶液盘内，并接上，用 20 mL 注射器抽吸并连接针头。②协助医师冲洗。③冲洗毕，擦干患者嘴巴。④整理用物后洗手。⑤记录。

4. 注意事项

为了避免冲洗中弄湿患者，必要时给予手电筒照光，冲洗时需特别注意齿缝、前庭外，若有舌苔，可用压舌板外包纱布予以机械性刮除，冲洗中予以持续性的低压抽吸，必要时协助更换湿衣服。

（二）特殊口腔冲洗

1. 用物准备

（1）治疗盘：治疗碗（内盛含有漱口液的棉球 12～16 个，棉球湿度以不能挤出液体为宜）。弯血管钳、镊子、压舌板、弯盘、吸水管、杯子、治疗巾、手电筒，需要时备张口器。

（2）外用药：按需准备，如液状石蜡、冰硼散、西瓜霜、金霉素甘油、制酶素甘油等，酌情使用。

2. 操作步骤

（1）将用物携至床旁，向患者解释以取得合作。

（2）协助患者侧卧，面向护士，取治疗巾围于颌下，置弯盘于口角边。

（3）先湿润口唇、口角，观察口腔黏膜有无出血、溃疡等现象。对长期应用抗生素、激素者应注意观察有无真菌感染。有活动义齿者，应取下。一般先取上面义齿，后取下面义齿，并放置容器内，用冷开水冲洗刷净，待患者漱口后戴上或浸入清水中备用（昏迷的患者的义齿应浸于清水中保存）。浸义齿的清水应每日更换。义齿不可浸在乙醇或热水中，以免变色、变形和老化。

（4）协助患者用温开水漱口后，嘱患者咬合上下齿，用压舌板轻轻撑开一侧颊部，以弯血管钳夹有漱口液的棉球由内向门齿纵向擦洗。同法擦洗对侧。

（5）嘱患者张口，依次擦洗一侧牙齿上内侧面、上颌面、下内侧面、下颌面，再弧形擦洗一侧颊部。同法擦洗另一侧。洗舌面及硬腭部（勿触及咽部，以免引起恶心）。

（6）擦洗完毕，帮助患者用洗水管以漱口水漱口，漱口后用治疗巾拭去患者口角处水。

（7）口腔黏膜如有溃疡，酌情涂药于溃疡处。口唇干裂可涂擦液状石蜡。

（8）撤去治疗巾，清理用物，整理床单。

3. 注意事项

（1）擦洗时动作要轻，特别是对凝血功能差的患者要防止碰伤黏膜及牙龈。

（2）昏迷患者禁忌漱口，需用张口器时，应从臼齿放入（牙关紧闭者不可用暴力张口），擦洗时须用血管钳夹紧棉球，每次一个，防止棉球遗留在口腔内，棉球蘸漱口水不可过湿，以防患者将溶液吸入呼吸道。

（3）传染病患者的用物按隔离消毒原则处理。

二、头发护理

（一）床上梳发

1. 目的

梳发、按摩头皮，可促进血液循环，除去污垢和脱落的头发、头屑，使患者清洁舒适和美观。

2. 用物准备

治疗巾、梳子、30%乙醇、纸袋（放脱落头发）。

3. 操作步骤

（1）铺治疗巾于枕头上，协助患者把头转向一侧。

（2）将头发从中间梳向两边，左手握住一股头发，由发梢逐渐梳到发根。长发或遇有打结时，可将头发绕在示指上慢慢梳理。避免强行梳拉，造成患者疼痛。如头发纠集成团，可用30%乙醇湿润后，再小心梳理，同法梳理另一边。

（3）长发酌情编辫或扎成束，发型尽可能符合患者所好。

（4）将脱落头发置于纸袋中，撤下治疗巾。

（5）整理床单，清理用物。

（二）床上洗发（橡胶马蹄形垫法）

1. 目的

同床上梳发、预防头虱及头皮感染。

2. 用物准备

治疗车上备一只橡胶马蹄形垫，治疗盘内放小橡胶单、大、中毛巾各一条，眼罩或纱布、别针、棉球两只（以不吸水棉花为

宜）、纸袋、洗发液或肥皂、梳子、小镜子、护肤霜，水壶内盛
40～45 ℃热水，水桶（接污水）。必要时备电吹风。

3．操作步骤

（1）备齐用物携至床旁，向患者解释，以取得合作，根据季
节关窗或开窗，室温以 24℃为宜。按需要给予便盆。移开床旁
桌椅。

（2）垫小橡胶单及大毛巾于枕上，松开患者衣领向内反折，
将中毛巾围于颈部，以别针固定。

（3）协助患者斜角仰卧，移枕于肩下，患者屈膝，可垫膝枕
于两膝下，使患者体位安全舒适。

（4）置马蹄形垫垫于患者后颈部，使患者颈部枕于突起处，
头在槽中，槽形下部接污水桶。

（5）用棉球塞两耳，用眼罩或纱布遮盖双眼或嘱患者闭上眼。

（6）洗发时先用两手掬少许水于患者头部试温，询问患者感
觉，以确定水温是否合适，然后用水壶倒热水充分湿润头发，倒
洗发液于手掌上，涂遍头发，用指尖揉搓头皮和头发，用力要适
中，揉搓方向由发际向头顶部，使用梳子除去落发，置于纸袋中，
用热水冲洗头发，直到冲净为止。观察患者的一般情况，注意保
暖，洗发完毕，解下颈部毛巾，包住头发，一手托头，一手撒去
橡胶马蹄垫。除去耳内棉球及眼罩，用患者自备的毛巾擦干脸部，
酌情使用护肤霜。

（7）帮助患者卧于床正中，将枕、橡胶单、浴巾一起自肩下
移至头部，用包头的毛巾揉搓头发，再用大毛巾擦干或电吹风吹
干。梳理成患者习惯的发型，撤去上述用物。

（8）整理床单，清理用物。

4．注意事项

（1）要随时观察患者的病情变化，如脉搏、呼吸、血压有异
常时应立即停止操作。

（2）注意室温和水温，及时擦干头发，防止患者受凉。

（3）防止水流入眼及耳内，避免沾湿衣服和床单。

（4）衰弱患者不宜洗发。

三、皮肤清洁与护理

（一）床上擦浴

1. 用物准备

治疗车上备：面盆两只、水桶两只（一桶盛热水，水温在 50～52 ℃，并按年龄、季节、习惯，增减水温，另一桶接污水）、治疗盘（内置小毛巾两条、大毛巾、浴皂、梳子、小剪刀、50％乙醇、爽身粉）、清洁衣裤、被服，另备便盆、便盆布和屏风。

2. 操作步骤

（1）推治疗车至床边，向患者解释，以取得合作。

（2）将用物放在便于操作处，关好门窗调节室温，用屏风或拉布遮挡患者，按需给予便盆。

（3）将脸盆放于床边桌上，倒入热水 2/3 满，测试水温，根据病情放平床头及床尾支架，松开床尾盖被。

（4）将微湿小毛巾包在右手上，为患者洗脸及颈部，左手扶患者头顶部，先擦眼，然后像写"3"字样，依次擦洗一侧额部、颊部、鼻翼部、人中、耳后下颌，直至颈部。同法另一侧。用较干毛巾依次擦洗一遍，注意擦净耳郭，耳后及颈部皮肤。

（5）为患者脱下衣服，在擦洗部位下面铺上浴巾，按顺序擦洗两上肢、胸腹部。协助患者侧卧，背向护士依次擦洗后颈部、背臀部，为患者换上清洁裤子。擦洗中，根据情况更换热水，注意擦净腋窝及腹股沟等处。

（6）擦洗的方法为先用涂肥皂的小毛巾擦洗，再用湿毛巾擦去皂液。清洗毛巾后再擦洗，最后用浴巾边按摩边擦干。动作要敏捷，为取得按摩效果，可适当用力。

（7）擦洗过程中，如患者出现寒战、面色苍白等病情变化时，应立即停止擦浴，给予适当的处理。同时注意观察皮肤有无异常。擦洗毕，可在骨突处用 50％乙醇做按摩，扑上爽身粉。

（8）整理床单，必要时梳发、剪指甲及更换床单。

（9）如有特殊情况，需做记录。

3. 注意事项

护士操作时，要站在擦浴的一边，擦洗完一边后再转至另一边，站立时两脚要分开，重心应在身体中央或稍低处，拿水盆时，盆要靠近身边，减少体力消耗，操作时要体贴患者，保护患者自尊，动作要敏捷、轻柔，减少翻动和暴露，防止受凉。

（二）压疮的预防及护理

压疮是指机体局部组织由于长期受压，血液循环障碍，造成组织缺氧、缺血、营养不良而致的溃烂和坏死，亦称褥疮。导致活动受限的因素一般都会增加压疮的发生。常见的因素有压力、剪力、摩擦力、潮湿等。好发部位为枕部、耳郭、肩胛部、肘部、骶尾部、髋部、膝关节内外侧、外踝、足跟。

1. 预防措施

预防褥疮在于消除其发生的原因。因此，要求做到勤翻身、勤按摩、勤整理、勤更换。交班时要严格细致的交接局部皮肤情况及护理措施。

（1）避免局部长期受压：①鼓励和协助卧床患者经常更换卧位，使骨骼突出部位交替的受压，翻身间隔时间应根据病情及局部受压情况而定。一般 2 小时翻身 1 次，必要时 1 小时翻身 1 次，建立床头翻身记录卡。②保护骨隆突处和支持身体空隙处，将患者体位安置妥当后，可在身体空隙处垫软枕、海绵垫。需要时可垫海绵垫、气垫褥、水褥等，使支持体重的面积宽而均匀，作用于患者身上的正压及作用力分布在一个较大的面积上，从而降低在隆突部位皮肤上所受的压强。③对使用石膏、夹板、牵引的患者，衬垫应平整、松软适度，尤其要注意骨骼突起部位的衬垫，要仔细观察局部皮肤和肢端皮肤颜色改变的情况，认真听取患者反映，适当给予调节，如发现石膏绷带凹凸不平，应立即报告医生，及时修正。

（2）避免潮湿、摩擦及排泄物的刺激：①保持皮肤清洁干燥。大小便失禁、出汗及分泌物多的患者应及时擦干，以保护皮肤免受刺激。床铺要经常保持清洁干燥，平整无碎屑，被服污染要随时更换。不可让患者直接卧于橡胶单上。小儿要勤换尿布。②不可使用破损的便盆，以防擦伤皮肤。

（3）增进局部血液循环：对易发生褥疮的患者，要常检查，用温水擦澡、擦背或用湿毛巾行局部按摩。

手法按摩：①全背按摩：协助患者俯卧或侧卧，露出背部，先以热水进行擦洗，再以两手或一手沾上少许 50%乙醇作按摩。按摩者斜站在患者右侧，左腿弯曲在前，右腿伸直在后，从患者骶尾部开始，沿脊柱两侧边缘向上按摩（力量要能够刺激肌肉组织）至肩部时用环状动作。按摩后，手再轻轻滑至尾骨处。此时，左腿伸直，右腿弯曲，如此有节奏按摩数次，再用拇指指腹由骶尾部开始沿脊柱按摩至第 7 颈椎。②受压处局部按摩：沾少许 50%乙醇，以手掌大、小鱼际紧贴皮肤，作压力均匀向心方向按摩，由轻至重，由重至轻，每次约 3～5 分钟。

电动按摩器按摩：电动按摩器是依靠电磁作用，引导治疗器头震动，以代替各种手法按摩，操作者持按摩器根据不同部位选择合适的按摩头，紧贴皮肤，进行按摩。

（4）增进营养的摄入：营养不良是导致褥疮的内因之一，又可影响褥疮的愈合。蛋白质是身体修补组织所必需的物质，维生素也可促进伤口愈合，因此在病情允许时可给以高蛋白、高维生素膳食，以增进机体抵抗力和组织修复能力。此外，适当补充矿物质，可促进慢性溃疡的愈合。

2. 褥疮的分期及护理

（1）淤血红润期：为褥疮初期，局部皮肤受压或受到潮湿刺激后，开始出现红、肿、热、麻木或有触痛。此期要及时除去致病原因，加强预防措施，如增加翻身次数以及防止局部继续受压、受潮。

（2）炎性浸润期：红肿部位如果继续受压，血液循环仍得不到改善，静脉回流受阻，局部静脉瘀血，受压表面呈紫红色，皮下产生硬结，表面有水疱形成，对未破小水泡要减少摩擦，防破裂感染，让其自行吸收，大水疱用无菌注射器抽出泡内液体，涂以消毒液，用无菌敷料包扎。

（3）溃疡期：静脉血液回流受到严重障碍，局部瘀血致血栓形成，组织缺血缺氧。轻者，浅层组织感染，脓液流出，溃疡形成；重者，坏死组织发黑，脓性分泌物增多，有臭味，感染向周围及深部扩展，可达骨骼，甚至可引起败血症。

四、会阴部清洁卫生的实施

（一）目的

保持清洁，清除异味，预防或减轻感染、增进舒适、促进伤口愈合。

（二）用物准备

便盆、屏风、橡胶单、中单、清洁棉球、大量杯、镊子、浴巾、毛巾、水壶（内盛 50～52 ℃的温水）、清洁剂或呋喃西林棉球。

（三）操作方法

1. 男患者会阴的护理

（1）携用物至患者床旁，核对后解释。

（2）患者取仰卧位。为遮挡患者可将浴巾折成扇形盖在患者的会阴部及腿部。

（3）带上清洁手套，一手提起阴茎，一手取毛巾或用呋喃西林棉球擦洗阴茎头部、下部和阴囊。擦洗肛门时，患者可取侧卧位，护士一手将臀部分开，一手用浴巾将肛门擦洗干净。

（4）为患者穿好衣裤，根据情况更换衣、裤、床单。整理床单，患者取舒适卧位。

（5）整理用物，清洁整齐，记录。

2. 女患者会阴部护理

（1）用物至患者床旁，核对后解释。

（2）患者取仰卧位。为遮挡患者可将浴巾折成扇形盖在患者的会阴部及腿部。

（3）先将橡胶单及中单置于患者臀下，再置便盆于患者臀下。

（4）护士一手持装有温水的大量杯，一手持夹有棉球的大镊子，边冲水边用棉球擦洗。

（5）冲洗后擦干各部位。撤去便盆及橡胶单和中单。

（6）为患者穿好衣裤，根据情况更换衣、裤、床单。整理床单，患者取舒适卧位。

（7）整理用物，清洁整齐，记录。

（四）注意事项

（1）操作前应向患者说明目的，以取得患者的合作。

（2）在执行操作的原则上，尽可能尊重患者习惯。

（3）注意遮挡患者，保护患者隐私。

（4）冲洗时从上至下。

（5）操作完毕应及时记录所观察到的情况。

第三节　患者的体位和变换

卧位就是患者卧床的姿势。临床上常根据患者的病情与治疗的需要为之调整相应的卧位，对减轻症状、治疗疾病、预防并发症，均能起到一定的作用。如妇科检查可采取截石位，灌肠时可采取侧卧位，呼吸困难时可采取半坐卧位等，护士应根据患者的病情需要，协助和指导患者采取正确卧位。正确卧位应符合人体生理解剖功能，如关节应维持轻度的弯曲，不过度伸张等，可使患者舒适、安静。

一、卧位的性质

（一）主动卧位

患者身体活动自如，体位可随意变动，称主动卧位。

（二）被动卧位

患者自身无变换体位能力，躺在被安置的体位，称被动卧位，如极度衰弱或意识丧失的患者。

（三）被迫卧位

患者意识存在，也有变换体位的能力，由于疾病的影响被迫采取的卧位，称为被迫卧位，如支气管哮喘发作时，由于呼吸困难而采取端坐卧位。

二、患者的各种体位

临床上为患者安置各种不同的体位是便于检查、治疗和护理。

（一）站立位

当患者站立时，重心高，支撑面小身体稳定性差。故要求头部不可太向前，下颌收进不可上翘，胸部挺起，下腹部内收而平坦，脊柱保持其正常曲线。即颈椎前凸，胸椎后凸，腰椎前凸，骶椎后凸，而不宜加大或减少这些凸度，可适当地将两脚前后或左右分开，扩大支撑面，增加稳定度。

（二）仰卧位

仰卧位患者重心低，支撑面大，为稳定卧位。病床以板床加厚垫为宜，因仰卧位时，能保持腰椎生理前凸，侧位时不使之侧弯，故脊柱受的压力最小。软床垫虽能使身体表面的皮肤肌肉受力均匀，但因仰卧时，腰椎后凸增加，易使腰部劳损。采用仰卧位时应注意如下几点：①患者的头部不可垫得过高，在垫起头部时，要使肩部同时也垫起，以免发生头向前倾，胸部凹陷的不良姿势，大腿要加以支撑，避免外翻。②可在股骨大转子、大腿侧面以软枕支撑，小腿轻微弯曲，可在窝的上方垫一小枕，不宜直接垫于窝内以免影响血液循环、损伤神经。③仰卧位时，患者的脚会轻微地向足底弯曲，长期受压可形成足下垂，可使用脚踏板，帮助患者维持足底向背侧弯曲，并解除了盖被的压力，同时鼓励患者做踝关节运动。④昏迷或全身麻醉的清醒患者，要采用去枕仰卧位应将患者头转向一侧，以免呕吐物吸入呼吸道。⑤脊髓麻醉或脊髓腔穿刺的患者，采用此卧位是预防颅内压增高而致头痛。⑥休克采用仰卧中凹卧位，即抬高头部 $10°\sim20°$，下肢抬高 $20°\sim30°$，以利于增加肺活量，促进下肢静脉血液回流，保证重要器官的血液供应。

1. 去枕仰卧位

（1）适应证：①昏迷或全身麻醉未清醒患者。采用此卧位可以防止呕吐物流入气管而引起窒息及肺部并发症。②施行脊椎麻醉或脊髓腔穿刺后的患者，采用此卧位 4～8 小时，可避免因术后脑压降低而引起的头痛及脑疝形成。

（2）要求：去枕仰卧，头偏向一侧，两臂放在身体两侧，两腿自然放平。需要时将枕头横立置于床头（图 1-6）。

2. 休克卧位

（1）适应证：休克患者。抬高下肢有利于静脉血回流，抬高头胸部有利于呼吸。

（2）要求：患者仰卧，抬高下肢 20°～30°，或抬高头胸部及下肢各 20°～30°（图 1-7）。

3. 屈膝仰卧位

（1）适应证：①胸腹部检查。放松腹肌，便于检查。②妇科检查或行导尿术。

（2）要求：患者仰卧，头下放枕，两臂放于身体两侧，两腿屈曲或稍向外分开（图 1-8）。

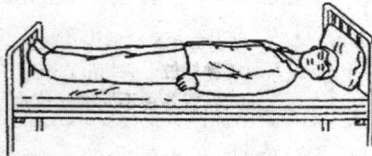

图 1-6　去枕仰卧位

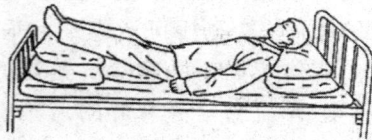

图 1-7　休克卧位

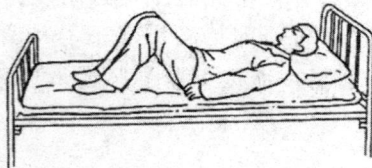

图 1-8　屈膝仰卧位

（三）侧卧位

1. 适应证

侧卧位常用于变换受压部位，或做肛门检查。

（1）灌肠、肛门检查、臀部肌内注射、配合胃镜检查等。

（2）侧卧位与仰卧位交替，以减轻尾骶部压力，便于擦洗和按摩受压部位，以预防褥疮等。

（3）对一侧肺部病变的患者，视病情而定患侧卧位或健侧卧位。患侧卧位可阻止患侧肺部的活动度，有利于止血和减轻疼痛。健侧卧位，可改善换气，对咳痰和引流有利。

2. 要求

患者侧卧，头下放枕，臀部后移靠近床沿。两臂屈肘，分别放在前胸与枕旁。两腿屈髋屈膝，下面髋关节屈度较上面为小。头部垫高与躯干成一直线，并防止脊柱扭曲，上面的手臂用枕垫起，勿使其牵拉肩胛带或妨碍呼吸，上面的腿以枕垫起防止髋内收。这种卧位较仰卧位支撑面扩大，使患者感到舒适安全，对昏迷瘫痪的患者，背部应置一枕，以支撑背部。

（四）半坐卧位

半坐卧位也可称半坐位或半卧位。

1. 适应证

（1）常用于心肺疾病所引起的呼吸困难，这种卧位，因重力作用，使膈肌下降，扩大胸腔容积，可减轻对心肺的压力。

（2）对于腹部手术后有炎症的患者，可使渗出物流入盆腔，使感染局限化，同时可以防止感染向上蔓延而引起膈下脓肿，也可减轻腹部切口缝合处的张力，避免疼痛，有利于伤口愈合。

（3）面部或颈部手术后，此卧位可减少局部出血。

（4）恢复期体质虚弱患者，采用半坐卧位可使患者有一个逐渐适应站立起来的过程。

2. 要求

将患者抬高 $30° \sim 60°$ 的斜坡位，扶患者坐起，使两腿自然弯曲，上肩垫软枕。抬高床头后，患者卧于倾斜的床面上，这时上身的重力在平行于斜面的方向有一个分力，使患者沿斜面下滑，因此需将患者由双膝所产生的力来抵抗下滑力。根据平行四边形法则，这种姿势便于形成一近乎垂直向下的合力。这样下滑力较小，比较稳定，患者感到舒适省力。

（五）坐位

坐位又名端坐位。

1. 适应证

适用于心力衰竭、心包积液、支气管哮喘发作，以及急性左心衰患者。

2. 要求

扶起患者坐起，床上放一跨床桌，上放软枕，患者可伏桌休息。若用床头支架或靠背架，将床头抬高，患者背部也能向后依靠，适用于心力衰竭、心包积液、支气管哮喘发作患者。当用于急性左心衰患者时，患者两腿向一侧床沿下垂，由于重力作用，使重返心脏的回流血量有所减少，出现呼吸困难时患者身体靠于床上小桌，用枕头支撑，借助压迫胸壁而呼吸。

（六）俯卧位

1. 适应证

（1）腰背部检查或配合胰、胆管造影检查时。

（2）脊椎手术后或腰背、臀部有伤口，不能平卧或侧卧的患者。

（3）胃肠胀气引起腹痛的患者。

2. 要求

患者腹部着床，头及肩下垫一小枕，枕头不宜过高，以免患者头部过度伸张，头偏向一侧，两臂弯曲，放于头旁，腹下以枕头支撑，维持腰椎正常曲度及减除女患者乳房受压。小腿下垫枕，以抬高双足，使其不接触床，避免足下垂，并可维持膝关节的弯曲。俯卧位时，膝关节承受了大部分的压力，故宜在大腿或膝关节下垫一小软枕，以减轻压力。

（七）膝胸卧位

1. 适应证

常用于肛门、直肠、乙状结肠镜检查，以及矫正子宫后倾及胎位不正等。

2. 要求

患者跪卧，两小腿平放于床上，大腿与床面垂直，两腿稍分开，胸及膝着床，头转向一侧，临床上常用于肛门、直肠、乙状结肠镜检查。因为臀部抬起，腹部悬空，由于重力作用，使腹腔脏器前倾，故用在矫正子宫后倾及胎位不正等。采用这种卧位时，要注意患者的保暖及预防患者不安的心理。

（八）膀胱截石位

1. 适应证

此卧位常用于肛门、会阴与阴道手术检查和治疗时，也用于膀胱镜检查女性患者导尿及接生。

2. 要求

患者仰卧于检查台上，两腿分开，放于检查台支架上，支架应垫软垫，以防压伤腓总神经。女性导尿时，则髋与膝关节弯曲，腿外展，露出会阴与阴道，以便插入导尿管。这种卧位会使患者感到不安，在耐心解释疏导的同时，适当地遮盖患者，尽量减少暴露患者身体，并注意保暖。

（九）头低脚高位

1. 适应证

（1）肺部分泌物引流，使痰易于咳出。

（2）十二指肠引流术，有利于胆汁引流。

（3）跟骨牵引或胫骨结节牵引时，利用人体重力作为反牵引力，预防上下滑。

（4）产妇胎膜早破及下肢牵引，可防止脐带脱垂。

2. 要求

患者平卧，头偏向一侧，枕头横立于床头，以免碰伤头部，床尾垫高 15～30 cm。如做十二指肠引流者，可采用右侧头低脚高位。

这种体位使患者感到不适，因此不可长期使用，颅内压高者禁用。

（十）头高脚低位

1. 适应证

（1）颈椎骨折时，利用人体重力作颅骨牵引的反牵引力。

（2）预防脑水肿，减轻颅内压。

（3）开颅手术后，也常用此卧位。

2. 要求

患者仰卧，床头用支撑物垫高 15～30 cm。

三、体位的变换

（一）翻身侧卧

患者体弱无力，不能自行变换卧位时，需要护士协助。

1. 目的

（1）协助不能起床的患者变换卧位，使患者感到舒适。

（2）减轻局部组织长期受压，预防褥疮。

（3）减少并发症，如坠积性肺炎。

（4）适应治疗和护理的需要。

2. 操作步骤

（1）一人扶助患者翻身法：①放平靠背架，取下枕头放于椅上。使患者仰卧，双手放于腹部，屈曲双膝。②护士先将患者下肢移向近侧床缘，再将患者肩部移向近侧床缘。③一手扶肩、一手扶膝。轻轻将患者推转对侧，使患者背向护士。然后按侧卧位法用枕头将患者的背部和肢体垫好。这一方法适用于体重较轻的患者。

（2）两人扶助患者翻身法：①患者仰卧，两手放于腹部，两腿屈曲。②护士两人站在床的同一侧。一人托住患者的颈肩部和腰部，另一人托住臀部和腘窝部，两人同时将患者抬起移近自己，然后分别扶托肩、背、腰、膝部位，轻推，使患者转向对侧。③按侧卧位法用枕头将患者的背部和肢体垫好，使患者舒适。

（二）移向床头法

1. 目的

协助已滑向床尾而不能自己移动的患者移向床头，使患者感到舒适。

2. 操作步骤

（1）一人扶助患者移向床头法：①放平靠背架。取下枕头放于椅上，使患者仰卧，屈曲双膝。②护士一手伸入患者腰下，另一手放在患者大腿后面，在抬起的同时，嘱患者双手握住床头栏杆，双脚蹬床面，协助患者移向床头。③放回枕头，根据病情再支起靠背架，使患者卧位舒适。

（2）两人扶助患者移向床头法：①护士两人站立床的两侧。②使患者仰卧屈膝，让患者双臂分别勾在两护士的肩部。③护士对称地托起患者的肩部和臀部，两人同时行动，协调地将患者抬起移向床头。也可以一人托住肩部及腰部，另一个人托住背及臀部，同时抬起患者移向床头。④放回枕头，整理床单，协助患者取舒适的卧位。

3. 注意事项

（1）翻身间隔时间，根据患者病情及局部皮肤受压情况而定。

（2）变换卧位时，务必将患者稍抬起后再行翻转或移动，决不可拖、拉、推，以免损伤患者的皮肤，同时应注意保暖和安全，防止着凉或坠床。

（3）变换卧位的同时需注意患者的病情变化及受压部位的皮肤情况。根据需要进行相应的处理。

（4）患者身上带有多种导管时，应先将导管安置妥当，防止变换卧位后脱落或扭曲受压。

第四节　止血、包扎

一、止血术

当病人受伤后失血量达到总血量的 20%（800 mL）以上时，可出现明显的临床症状；如果为大出血且出血量达到总血量 40%

（1600 mL）以上时，就会出现生命危险。因此，争取时间采取有效的止血措施，对抢救伤员的生命具有非常重要的意义。

（一）适应证

外伤后所有出血的伤口均需止血。伤口的出血大致分为：①动脉出血：出血呈喷射状，色鲜红；②静脉出血：血流缓慢流出，色暗红；③毛细血管出血：出血呈点状或片状渗出，色鲜红。一般来说如较大动脉或大静脉出血，急救时先采用指压止血法，必要时应用止血带止血，对毛细血管、中小静脉和小动脉出血，现场一般采用加压包扎止血法。

（二）操作

1. 用物

止血带（橡皮管或毛巾）、三角巾、无菌纱布、绷带。

2. 止血分类

（1）指压止血法：指压止血法是一种简单有效的临时性止血方法，它是根据动脉的走向，在出血伤口的近心端，用手指压住动脉处，达到临时止血的目的。指压止血法适用于头部、颈部、四肢的动脉出血。

（2）加压包扎止血法：用消毒纱布或干净的毛巾、布块折叠成比伤口稍大的垫盖住伤口，再用绷带或折成条状布带或三角巾紧紧包扎，其松紧度以能达到止血目的为宜。此种止血方法，多用于静脉出血和毛细血管出血。当伤口在肘窝、腋窝、腘窝、腹股沟时，可在加垫后屈肢固定在躯干上加压包扎止血。加压包扎止血法适用于上下肢、肘、膝等部位的动脉出血，但有骨折或可疑骨折或关节脱位时，不宜使用此法。

（3）填塞止血法：主要用于较深部位出血时，单纯加压包扎效果欠佳时。用无菌敷料填入伤口内，外加大敷料加压包扎，如大腿根部、腋窝等处。

（4）止血带止血法：止血带止血法是快速有效的止血方法，但它只适用于不能用加压止血的四肢大动脉出血。方法是用橡皮管或布条缠绕伤口上方肌肉多的部位，其松紧度以摸不到远端动脉的搏动，伤口刚好止血为宜，过松无止血作用，过紧会影响血液循环，易损伤神经，造成肢体坏死。

3. 注意事项

（1）使用止血带缚扎部位的原则是应扎在伤口的近心端，并尽量靠近伤口以减少缺血范围。

（2）缚扎时松紧度要适宜，以出血停止、远端摸不到动脉搏动为准，肢端应为苍白色。

（3）前臂和小腿一般不适用止血带，因其有动脉常走行于两骨之间，止血效果差。所以，应用止血带的部位实际上只能是大腿和上臂的中上 1/3 处（上臂扎止血带时，不可扎在下 1/3 处，以免损伤桡神经）。

（4）止血带下加衬垫，缚扎时先抬高伤肢，切忌用绳索、电线，甚至是铁丝等。

（5）上止血带的伤员，必须在明显的部位标明上止血带的部位和时间；上止血带的时间超过 2 小时，要每隔 1 小时放松 1 次，每次 1～2 分钟。为避免放松止血带时大量出血，放松期间可改用指压法临时止血。松解止血带时，要补充血容量，做好纠正休克的准备。

二、包扎术

包扎术是各种外伤中最常用、最重要、最基本的急救技术之一，其目的在于保护伤口，减少感染和再损伤；局部加压，帮助止血，亦可预防或减轻局部肿胀；固定敷料夹板，挟托受伤的肢体，减轻伤员痛苦，防止刺伤血管、神经等严重并发症。

（一）适应证

创伤经止血处理后，伤口均需作现场包扎，以达到减少污染，固定敷料和骨折，压迫止血等目的。

（二）操作

1. 用物

三角巾、绷带、衣服、手绢、毛巾等材料。

2. 包扎分类

1）三角巾包扎法。

（1）风帽式包扎法：将三角巾的底边向内折叠约两指宽，放置在前额眉上，顶角向后拉盖头顶，将两底边沿两耳上方往后拉至枕部下方，左右交叉压住顶角绕至前额打结固定（如图1-9）。

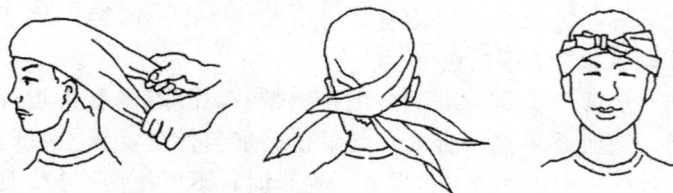

图 1-9　头部三角巾包扎法

（2）眼部包扎法：包扎单眼时，将三角巾折叠成四指宽的带状，斜置于伤侧眼部，从伤侧耳下绕至枕后，经健侧耳上拉至前额与另一端交叉反折绕头一周，于健侧耳上端打结固定。包扎双眼时，将带状三角巾的中央置于枕部，两底角分别经耳下拉向眼部，在鼻梁处左右交叉各包一只眼，成"8"字形经两耳上方在枕部交叉后绕至下颌处打结固定。

（3）胸部包扎法：将三角巾的顶角置于伤侧肩上，两底边在胸前横拉至背部打结固定，后再与顶角打结固定（如图1-10）。

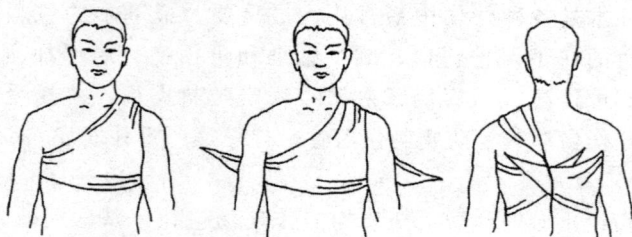

图 1-10　胸部包扎法

（4）下腹部包扎法：将三角巾顶角朝下，底边横放腹部，两底角在腰后打结固定，顶角内两腿间拉至腰后与底角打结固定。

（5）肩部包扎法：单肩包扎时，将三角巾折成燕尾巾，夹角朝上，向后的一角压住向前的角，放于伤侧肩部，燕尾底边绕上臂在腋前方打结固定，将燕尾两角分别经胸、背部拉到对侧腋下打结固定。包扎双肩时，则将三角巾折叠成两尾角等大的双燕尾巾，夹角朝上，对准颈后正中，左右双燕尾由前向后分别包绕肩部到腋下，在腋后打结固定。

（6）手、足部包扎法：包扎膝、肘部时，将三角巾扎叠成比伤口稍宽的带状，斜放伤肢，两端压住上下两边绕肢体一周，在肢体内侧或外侧打结固定。包扎手、足时，将三角巾底边横放在腕（踝）部，手掌（足底）向下放在三角巾中央，将顶角反折盖住手（足）背，两底角交叉压住顶角绕肢体一圈，反折顶角后打结固定。

2）绷带包扎法。

（1）环形包扎法：在包扎原处环形重叠缠绕，每周完全覆盖前一周，常用于包扎的起始和终止、肢体粗细相等的部位（如图1-11）。

（2）蛇形包扎法：斜行环绕缠绕，每周互不遮盖。常用于临时简单固定夹板或需由一处迅速伸至另一处时（如图1-12）。

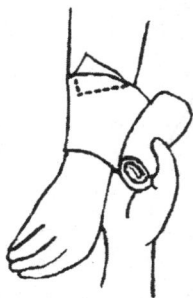

图 1-11　环形包扎法　　　　图 1-12　蛇形包扎法

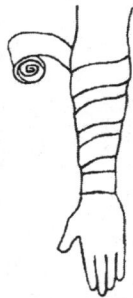

（3）螺旋形包扎法：螺旋状缠绕，每周均覆盖上周的 1/3～1/2 左右。常用于粗细相近部位，如上臂、大腿、躯干、手指处（如图1-13）。

（4）螺旋反折形包扎法：先做螺旋状缠绕，待到渐粗的地方每周把绷带反折一下，盖住前圈的 $1/3 \sim 2/3$。常用于包扎粗细不一致的小腿和前臂（如图 1-14）。

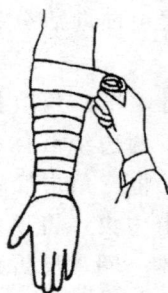

图 1-13　螺旋形包扎法　　　　图 1-14　螺旋反折包扎法

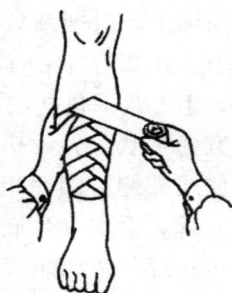

（5）8 字形包扎法：于关节处固定环绕后，按"8"字书写路径包扎，交叉缠绕。常用于包扎肘、膝关节、腹股沟或肩、手掌、足跟等处（如图 1-15）。

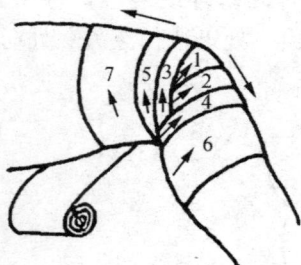

图 1-15　"8"字形包扎法

（6）回返包扎法：从顶端正中开始，来回向两侧翻转绷带，回反覆盖前次的 $1/3 \sim 1/2$，直至顶端包没为止。常用于头顶和残肢端的包扎。

3. 注意事项

（1）充分暴露伤口再进行包扎。

（2）连衣包扎容易造成污染，除特殊紧急情况下，应尽量避免采用连衣包扎。脱衣时，应先脱健侧，后脱伤侧；若两侧均受伤，应先脱轻伤侧，后脱重伤侧；若两侧均受重伤，则禁止脱衣，可用开窗术（剪开伤口部位衣服的 3 个边，翻开衣服暴露伤口）。覆盖膨出脑组织、脱出内脏的敷料，应用等渗盐水浸透，以免粘连，造成脑组织或肠浆膜的损伤。

（3）初次处理伤口时，不能用污染物品直接接触伤口，以免加重伤口感染；不可用未消毒的水冲洗伤口，以免把表面的污物冲入伤口深部，造成感染。伤口表面禁用碘酊涂擦，以免引起剧烈疼痛甚至休克。

第五节　清创、换药

一、清创术

（一）清创术的目的和意义

清创术是急诊创伤外科常用的治疗方法，也是外科最基本的操作技能，其目的是止血、清除伤口内异物，清除被严重污染和已坏死失去活力的组织，使污染伤口变为清洁伤口，创造伤口愈合环境，促使伤口达到一期愈合。正确、规范地清创操作能促进创口愈合，减少伤口感染等并发症，有利于受伤部位的功能恢复和减少后续问题的发生。

（二）适应证

所有新鲜伤口，符合时间要求均为清创缝合的适应证。一般情况下：

（1）伤后 8 小时以内的新鲜伤口，清创后可一期缝合。

（2）伤口污染较轻，伤后不超过 12 小时者，亦可在清创后酌情缝合。

（3）头面部伤口，一般伤后 24～48 小时以内，若伤口污染不重，清创后争取一期缝合。

（4）虽在要求时间内，但伤口损伤污染严重，经清创后不具备缝合条件，可作二期缝合或延期缝合。

（5）患者全身情况差，伴有休克或其他严重外伤，如颅脑外伤，血、气胸，内脏破裂等，须首先采取有效的急救措施，待病情相对稳定后，再不失时机地进行清创，或在行急诊手术时，一并处理伤口。

（三）术前准备

（1）术前应全面评估患者全身情况与局部伤情。

（2）作好术前相关检查和给予必要的治疗（如输液、抗感染等对症治疗）。

（3）向患者及家属交代相关病情，告知手术的目的和要求及可能出现的问题。履行术前签字协议。

（4）有活动性出血者，临时采取加压包扎或上止血带，也可用钳夹止血，留待术中一并处理。

（5）对骨折、关节伤、大血管和神经干损伤及不全性断肢（指、趾）等伤口，术前需采取固定、敷料包裹，然后搬动患者。或根据需要，进行有关检查后再行清创。

（6）有广泛挫伤或挤压伤者，注意并采取相应的处理以防急性肾衰竭的发生。

（四）操作步骤

（1）物品准备：肥皂水、生理盐水、2.5％的碘酊、70％的乙醇、3％的过氧化氢、1％的普鲁卡因或利多卡因、无菌手套、纱布、棉垫、绷带、胶布、清创缝合包（消毒钳、有齿及无齿镊、手术刀、剪刀、缝合针、缝合线、持针器、无菌治疗巾或洞巾等）。

（2）麻醉或镇痛后，先用无菌纱布覆盖伤口，剃除伤口周围的毛发，用软皂及生理盐水依次清洗伤口周围皮肤，擦干。如有油腻，先用汽油或乙醚擦除后再清洗伤口周围皮肤。

（3）取下伤口上覆盖的纱布，用大量生理盐水冲洗伤口，如有活动性出血，先用无菌血管钳夹住；明显的大异物，可以钳出，之后用消毒敷料轻轻填入伤口内。

（4）用碘酊、乙醇或碘伏消毒伤口周围皮肤，铺无菌手术巾。术中应进一步检查伤口情况，注意损伤范围和程度，取出伤口内异物、血凝块，切除失活组织和明显损伤的创缘组织（皮肤、皮下组织），如伤口深窄，可切开相应皮肤、皮下组织扩大伤口，以利显露和操作。坏死组织清理后，彻底止血，并以3％过氧化氢、生理盐水冲洗，或用0.5％的碘伏浸泡，生理盐水冲洗。

（5）缝合伤口需根据伤口情况决定缝合方法和是否在伤口内放置引流物。各层组织要准确对合，逐层缝合，不留无效腔。若伤口污染较重或处理较晚，或清创后伤口不理想，可采取延期缝合（只缝合深层组织，3～4天再缝合皮肤或皮下组织），或二期缝合。

（6）手术完毕后，伤口覆盖消毒敷料，包扎固定。

（五）注意事项

（1）掌握手术适应证和禁忌证，把握清创时机。

（2）术前应全面评估患者全身情况和局部伤情。

（3）术中应彻底止血，明确有无神经、肌腱、血管等重要组织的损伤。

（4）明确伤口内有无金属或非金属物的存在，如铁片、玻璃碎片、木刺等。

（5）正确判断组织损伤程度。

（6）在清除血凝块、异物、失活组织、坏死组织时，对神经、大血管、肌腱要注意保护，对皮肤尽可能较多保留，对已坏死的肌肉、筋膜和皮下组织尽量清除。对难以取出或取净的异物在向患者或家属交代后，可暂时保留，待以后择期手术处理，并作书面记录。

（7）根据具体情况和需要，可在伤口内放置橡皮片或橡皮管引流物。

（8）皮肤缺损过大或缝合有张力时，应采用"Z"成形术修复创面，必要时可考虑皮瓣转移或游离植皮修复缺损。

（9）伤口缝合除考虑形态和功能的恢复外，尚需注意美学问题，尽可能减少瘢痕或后遗症。

（10）严格遵守无菌原则及操作规程。

（11）术后常规注射破伤风抗毒素，对犬咬伤患者尚需注射狂犬疫苗。

（12）术后酌情应用抗生素预防感染。

（13）清创缝合后的伤口，一般在术后 3～4 天首次换药。换药时应观察伤口内有无活动出血、血凝块、渗出物及红肿感染征象。对渗出多，敷料被渗透的伤口，术后应及时更换外层敷料。放置引流物的伤口一般在缝合后 24 小时换药，注意引流物的外观和引流量。

二、换药

换药也称敷料更换术，是外科最基本而又常用的操作技术。正确掌握各类伤口的处理原则和换药方法对减轻患者痛苦、促进伤口愈合具有十分重要的意义。

（一）换药目的

（1）观察和处理伤口，如清理伤口异物、分泌物和坏死组织，减少细菌繁殖因素，控制感染，促进伤口愈合。

（2）拆除伤口缝线。

（3）评价伤口的愈合情况。

（二）物品准备与环境要求

弯盘 2 个、镊子 2 把、剪刀 1 把、乙醇棉球、盐水棉球、纱布、胶布等。根据不同伤口的特点可能还要准备以下物品，如引流物（凡士林纱条、乳胶片、烟卷引流、硅胶引流管）、生理盐水、3%～5% 的高渗盐水、2.5%～3% 的过氧化氢溶液、含氯石灰硼酸溶液（优琐液）、其他消毒液及刮匙等。换药环境要干净、通风，无影响伤口愈合的干扰因素。有条件者，应带患者到换药室进行换药。

（三）操作步骤

1）戴好口罩帽子，洗净双手。

2）根据伤口情况、类型准备所需物品，并将换药包置放在病床旁边。

3）用手取下外层敷料，再用镊子取下内层敷料。对与伤口粘连紧密不易去除的最里层敷料或药纱，应先用盐水浸湿后再揭去，以免损伤组织或引起伤口出血。

4）用两把镊子操作，一把镊子作为传递（保持相对清洁），另一把镊子接触创面。一般情况下，清洁伤口先用乙醇棉球从伤口两侧向周围皮肤消毒，再用盐水棉球清洁创口，要求轻轻沾洗，切忌重擦。如伤口无特殊处理，可在创面盖上消毒敷料，用胶布固定之。

5）感染伤口应从外围向中心消毒，然后再用盐水棉球清洁伤口。若伤口分泌物较多且创面较深时，需用生理盐水冲洗，若坏死组织较多可先用含氯石灰硼酸溶液消毒处理，以帮助坏死组织脱落。

6）对高出皮肤和不健康的肉芽组织可用剪刀剪平或先用硝酸银棒腐蚀，再用生理盐水中和；或先用纯苯酚腐蚀，再用70%的乙醇中和。肉芽组织水肿明显时可用3%～5%的高渗盐水湿敷。

7）一般对表浅及分泌物少的创面，可直接用无菌凡士林纱布或生理盐水纱布覆盖；对分泌物较多，位置深的伤口，应在伤口内放置引流条（引流条放入时应松紧适宜，不可过紧，以免堵塞引流液的排出），外加无菌纱布、棉垫覆盖，然后用胶布条或绷带包扎固定。

8）特殊情况下的创面处理需注意以下几项。

（1）一般化脓性感染伤口：可用0.2%的呋喃西林、0.1%～0.2%的依沙吖啶（雷佛奴尔）等纱条湿敷。

（2）厌氧菌感染伤口：可用2%的过氧化氢（双氧水），或0.2%的高锰酸钾溶液洗涤，也可用0.5%的甲硝唑或替硝唑溶液冲洗。

（3）铜绿假单胞菌感染伤口：常用0.1%～0.5%的多黏菌素、1%～2%的苯氧乙醇10%的水合氯醛等湿敷。

（4）肉芽组织的处理：①新鲜肉芽：色鲜红，颗粒密细，碰之易出血并有痛感，无分泌物，属新鲜健康肉芽组织，是感染伤口正常愈合的标志，可选用生理盐水纱布或凡士林纱布外敷。②水肿肉芽：色淡，表面光滑发亮，水肿凸起，分泌物多。可选用高渗盐水或20％～30％的硫酸镁纱布外敷。若肉芽组织生长过盛超出创缘平面，有碍新生上皮向创面中心生长，可用刮匙或剪刀去除水肿肉芽，或以硝酸银腐蚀再敷以盐水纱布或油纱条。③陈旧性肉芽（老化肉芽）：色暗，芽粗大质脆，表面常覆盖一层脂状分泌物，触之不易渗血，无生长趋势。此种肉芽组织处理时，可用刮匙将老化肉芽刮除，再敷以盐水纱布。④创面出现虫蚀现象，多由金黄色葡萄球菌感染所致，可用0.1％的依沙吖啶纱布湿敷，必要时可选用合理的抗生素纱布外敷。

（四）注意事项

（1）无菌伤口，术后48小时应进行第一次换药，注意观察伤口内有无积血积液，如有，应及时排出。一般在手术后第7～9天拆线。

（2）感染或分泌物较多的伤口，应每天换药或1日换药2次。

（3）新鲜肉芽创面，隔1～2天换药1次。

（4）严重感染或置放引流物的伤口及胃肠道瘘，应根据其引流量的多少和具体情况决定换药次数。医师在当天参加无菌手术时，术前不应给感染伤口换药。

（5）除隔离及不能行动的患者外，一般患者应到换药室换药。

（6）不能离床的患者须在床边换药时，应避开打扫病室卫生、晨间或晚间护理、治疗和开饭时间。

（7）根据条件可设有菌和无菌换药间。如只有一个换药室应遵循以下原则：先换无菌伤口，后换感染伤口；先换缝合伤口，后换开放伤口；先换感染较轻的伤口，后换感染较重的伤口。特殊感染伤口应最后换药，换药后应对所用物品和废弃敷料单独存放，进行特殊处理，换药室经消毒后方可开放。

（8）严格遵守外科无菌技术，如换药者的手已接触感染伤口或敷料，不应再接触换药车或换药室的储备物品，需添加物品时由护士供给或洗手后再拿取；无菌棉球、敷料从容器内取出后，不得再放回原容器内。污染的敷料须立即放在弯盘或敷料桶内，统一处理，不得随便乱丢弃。

（9）准备物品时应注意：①换药最先使用的敷料后取，最后使用的先取。②先取干物品后取湿物品。③将镊子柄端置于盘外，以免拿镊子时污染弯盘中敷料。

（10）用两把镊子操作，一把镊子接触伤口，另一把接触消毒敷料，两者不可混用。持镊子要稳，执镊柄后 1/3 处，镊尖始终朝下。

（11）换药时应注意去除伤口内的异物，如线头、死骨、异物、坏死组织等。

（12）操作中不可用一团棉球去沾洗深部伤口，避免将棉球遗留在伤口内，否则可导致伤口不愈合。另外，对置入伤口内的引流物需妥善固定和核对数目，必要时应做记录和交接班。

（13）对长期换药不愈合的伤口，应考虑是否有以下原因：①异物留存。②伤口引流不畅。③瘘管或窦道形成。④特殊感染，如结核。⑤溃疡恶变。⑥对换药所用物品过敏。⑦是否创面过大，皮肤缺损过多，伤面过大应考虑植皮或转移皮瓣来促进伤口愈合。

（14）拔除引流管或引流条时宜先轻轻左右旋转再拔除，并应检查引流管是否完整。

（15）每次换药完毕后，须将一切用具及物品（包括脏敷料）放回指定位置，认真洗净双手后方可给另一患者换药。

（16）换药完毕须将伤口情况、重要操作及相关问题及时记录在病历上并报告上级医师。

第二章

普外科常用管道的护理

第一节 胃管的护理

一、胃肠减压术

胃肠减压术是利用负压和虹吸原理，吸出胃和梗阻近端小肠内的积液、积气及内容物，降低胃肠道内的压力，改善局部血液供应，利于炎症局限，促进胃肠蠕动功能恢复。

（一）适应证及目的

（1）急性胃扩张，降低胃肠道内的压力，可减轻症状。

（2）急性胰腺炎，减少胃液和胰液的分泌。

（3）胃、十二指肠穿孔，可减少胃肠道内容物流入腹腔。

（4）胃肠手术者，术前有利于胃肠道准备，术后可减轻吻合口的张力，促进愈合，促进胃肠功能恢复，还有利于观察引流液的性状和量。

（5）腹部较大手术者，放置胃管可以促进肠蠕动尽早恢复，减轻腹胀。

（6）机械性或麻痹性肠梗阻，可引流胃液和肠液，减轻胃肠道的张力，减轻腹胀。

（二）禁忌证

（1）食管狭窄、严重的食管静脉曲张。

（2）严重的心肺功能不全。

（3）支气管哮喘。

（4）食管和胃腐蚀性损伤。

（5）近期有上消化道大出血史及极度衰弱者。

（三）物品准备

（1）胃或十二指肠引流管，并检查是否通畅。

（2）负压抽吸装置：电动吸引器或负压引流器，如无上述装置，可用 50 mL 注射器代替。

（3）治疗盘：液状石蜡、治疗巾、弯盘、50 mL 注射器、血管钳、镊子、听诊器、纱布数块、棉签、胶布、水杯内盛温开水、一次性手套、手电筒、必要时备压舌板。

（四）操作步骤

（1）备齐用物，携至患者床旁，向患者解释，以取得合作。

（2）协助患者取半卧位或仰卧位，将治疗巾围于患者颌下，置弯盘于口角旁。

（3）观察鼻腔，选择其通畅的一侧，用湿棉签清洗鼻腔。

（4）测量插管的长度，插入长度一般为前额发际至胸骨剑突处，或由耳垂经鼻尖至胸骨剑突的距离。成人约 45～55 cm，婴幼儿约 14～18 cm，并做好标记。

（5）戴手套，将少许液状石蜡倒于纱布上，润滑胃管前段。

（6）一手持纱布托住胃管，一手持镊子夹住胃管前段，自所选择的一侧鼻腔轻轻插入 10～15 cm，嘱患者吞咽，顺势将胃管向前推进，直至预定的长度。

（7）插管过程中患者若出现恶心、呕吐，可暂停插入，嘱患者作深呼吸；插入不畅时，检查胃管是否盘曲于口中；呛咳、呼吸困难、发绀时，则可能是将胃管插入气管，应立即拔管。

（8）确认胃管在胃内的方法如下：①用注射器抽吸，有胃液被抽出。②用注射器从胃管内注入 10 mL 空气，同时置听诊器于胃部，能听到气过水声。③将胃管末端放入盛水碗内，无气泡逸出。

（9）如行肠减压，则用带有气囊的十二指肠引流管，当导管吞至 75 cm 时，由管内抽出少量液体，作酸碱度试验，如为碱性者，表明导管已通过幽门进入肠内，此时向气囊内注入 20～30 mL 空气，夹闭其外口，使导管随肠蠕动移行至预期位置。

（10）用胶布固定导管于鼻翼及面颊部。

（11）将胃或十二指肠引流管连接负压抽吸装置，低压抽吸。

（12）撤去弯盘及治疗巾，脱手套。

（13）整理床单，询问患者需要。

（14）处理用物。

（五）护理

（1）应熟悉胃管插入的深度代表胃管所在的部位。胃管插入40～45 cm 表示已达贲门，50～60 cm 已达胃内，60～65 cm 已达幽门。

（2）应注意保持胃肠减压管通畅，胃肠减压的负压一般不超过 50 mmHg（6.66 kPa）。若有阻塞现象可用生理盐水冲洗导管。

（3）胃肠减压管应妥善固定，防止扭曲、打折、受压，以免影响减压效果。

（4）若从胃管注入药物，应用温开水冲洗胃管后夹管 1 小时，以免药物被吸出。

（5）使用胃肠减压者，每日应给予静脉补液，维持水电解质平衡。密切观察病情变化，记录引流物量及性质。

（6）插胃管者，每天两次经鼻孔滴入液状石蜡，以保护鼻咽部黏膜，并做好口腔护理。

（7）拔管：①拔管指征：胃肠不适的症状消失，腹胀减轻，肠蠕动恢复，即可拔管。急性胰腺炎患者，一般留置 10 天以上，查血胰淀粉酶结果正常才考虑拔管。②拔管方法：拔管时先将减压装置与胃管分离，反折胃管末端，嘱患者深呼吸。在患者呼气时拔管，先缓慢向外拉，估计胃管接近咽喉部时，迅速拔出。然后擦净鼻孔，清除面颊部胶布痕迹。

（六）健康教育

（1）置管前向患者解释胃肠减压的目的及意义，术中注意事项，取得其配合。

（2）留置胃管期间禁止饮水和进食，保持口腔清洁。

二、鼻饲法

鼻饲法是将胃管经鼻腔插入胃内，向管内灌注流质及半流质营养液、水和药物的方法。其目的是保证患者摄入足够的热能和蛋白质，满足其对营养的需要，促进其恢复健康。

（一）适应证

（1）昏迷患者或不能经口进食者，如口腔疾患、口腔手术后的患者。

（2）不能张口的患者，如破伤风患者。

（3）早产儿、病情危重者、拒绝进食者。

（二）禁忌证

（1）食管严重狭窄或阻塞者。

（2）食管手术后的患者。

（3）脑脊液鼻漏的患者。

（4）经鼻手术者。

（三）物品准备

（1）治疗盘：治疗碗、16～18 号胃管 2 根（婴、幼儿用硅胶管）、纱布数块、血管钳、镊子、液状石蜡、棉签、弯盘、胶布、夹子、别针、听诊器、50 mL 注射器、治疗巾、手套、手电筒、必要时备压舌板。

（2）鼻饲流质饮食 150～200 mL（38～40 ℃）如牛奶、豆奶、鱼汤、蔬菜汤等，水杯内盛温开水 100 mL。

（3）拔管时治疗盘内置治疗碗、弯盘、乙醇、松节油、棉签等。

（四）操作方法

（1）插管方法同胃肠减压管。

（2）鼻饲前洗手，保持食物与餐具的清洁卫生。

（3）每次鼻饲前必须回抽胃液以确定胃管是否在胃内，先注入少量温开水，再注入流质饮食。鼻饲后再用温开水冲洗胃管，防止药物、食物残渣堵塞胃管。

（4）鼻饲速度应缓慢，过快易刺激咽喉部，引起咳嗽，同时易致反流。

（5）鼻饲时及鼻饲后抬高床头 30°或协助患者取坐位，鼻饲后尽量避免吸痰、翻身和拍背，以防止胃内容物反流入呼吸道。

（6）拔管应夹紧管口，避免管内液体流入气管内。

（7）记录拔管时间及患者反应。

（五）护理

（1）鼻饲前必须判定胃管确实在胃内，方可注入饮食。需翻身吸痰的患者应先翻身或吸痰后，再行灌食，以免引起呕吐或呛咳。

（2）鼻饲液温度保持在 38～40 ℃，不可过冷或过热，每次鼻饲量不超过 200 mL，间隔时间不少于 2 小时，每天 5～6 次。如需注入药片，应将其研碎，并使其溶解后再注入胃内。

（3）鼻饲用物应每日更换、消毒。

（4）长期鼻饲者，每天两次口腔护理。每周应更换胃管，于当晚最后一次灌食后拔管，次晨再从另一侧鼻孔插入。

（5）注意观察胃肠内容物的颜色，警惕消化道出血。

（6）躁动、不合作患者适当约束双上肢，防止自行拔管。

（六）健康教育

（1）向患者或家属讲解饮食对保证机体营养的重要性，以便于患者主动配合进食。

（2）讲明置管的操作步骤，指导患者配合的方法，消除患者的恐惧心理。

（3）向患者家属交代鼻饲的注意事项，如鼻饲时卧位、鼻饲液的温度、量的掌握，胃管的冲洗方法、喂食的间隔时间等，鼻饲后不适反应的观察及简单的处理方法等。

三、洗胃术

洗胃术是将不同成分的洗胃液，通过胃管注入胃腔内，使其与胃内容物混合后再将其抽出，如此反复多次冲洗，以清除胃内未被吸收的毒性物质或刺激物，并中和毒物，避免毒物吸收，从而达到解毒的作用。对于急性中毒的患者，洗胃是一种极其重要的抢救措施。

（一）适应证及目的

（1）急性口服毒物，使用催吐洗胃无效或失败，需留胃液标本送毒物分析者。

（2）幽门梗阻或急性胃扩张者，通过洗胃可把胃内滞留的食物洗出，降低胃内的压力，减轻腐败物质对胃黏膜的炎性刺激，减轻胃黏膜水肿，缓解梗阻。

（3）某些检查或手术治疗前的准备。

（二）禁忌证

（1）上消化道出血。

（2）食管下端静脉曲张和食管狭窄。

（3）强腐蚀性毒物中毒者。

（4）有严重的心血管疾病。

（三）物品准备

1）治疗盘：舌钳、牙垫、压舌板、开口器、液状石蜡、胃管、大量杯、胶布等。

2）带容器的漏斗洗胃管或洗胃机。

3）导泻药物：如硫酸镁，在洗胃后灌入。

4）盛水桶。

5）洗胃液：根据毒物不同，选用不同的灌洗液。

（1）原因不明的毒物中毒者，应选用生理盐水或温开水洗胃。

（2）吞服腐蚀性毒物后，可服用牛奶、蛋清、植物油等，以保护胃黏膜。

（3）有机磷农药中毒者，应选用2%～4%碳酸氢钠溶液，但敌百虫中毒者禁用。

（4）1605、乐果、马拉硫磷及汞中毒，禁用高锰酸钾溶液，因这些毒物被氧化后其毒性增强。

（5）巴比妥类中毒者，选用1：5000～1：20000高锰酸钾洗胃。

（四）方法

1. 人工洗胃法

（1）迅速将患者安置于抢救室内，神志清醒且能合作的患者取坐位，采用口服催吐法洗胃；昏迷或意识模糊的患者安置在洗胃床上，该床头部有一漏斗状的大孔，以引流洗胃液或患者的呕吐物，床下放污物桶。

（2）迅速清洗体外的毒物，脱去污染的衣物，用清水或肥皂水清洗污染的皮肤、头发。

（3）患者取仰卧位或侧卧位，头偏向一侧，解开上衣扣，将防水布围于患者胸前，弯盘置于患者口角处。

（4）用开口器或套管牙垫，张开患者的口，取出义齿。

（5）胃管前端涂液状石蜡，如经鼻腔插管者，先清洁鼻腔，再向鼻孔滴入1%麻黄碱；经口腔插管者可向咽部喷入少量利多卡因溶液。

（6）按上述方法插入胃管，当插入会厌部时，左手将患者头部抬起，使下颌靠近胸骨柄以加大咽部通道的弧度。插管时患者如出现剧烈咳嗽，表明胃管误入气道，应拔出重新插入。成人胃管插入长度为45～55 cm。

（7）确定胃管是否在胃内，可用注射器从胃管中抽吸，如抽出胃内容物则证明胃管在胃内；也可将胃管注入空气，用听诊器在上腹部听到气过水声，即可确定胃管在胃内。

（8）固定胃管，尽量抽出胃内毒物，必要时将胃液送检。

（9）将胃管末端与漏斗状容器相连，将漏斗举高50 cm，并向其内注入洗胃液300～500 mL，当漏斗内尚有少量溶液时，迅速将漏斗降至胃底部以下，并倒置于盛水桶上，利用虹吸原理引出胃内灌洗液。

（10）当流出量基本等于灌入量时，再抬高漏斗，重新注入吸胃液，如此反复，直至洗出液澄清无味为止。

2. 电动洗胃机洗胃法

（1）按常规方法插入胃管。

（2）接通电源，调试洗胃机。

（3）将配好的洗胃液放入灌洗液桶。将三根橡胶管分别与洗胃机的药管、胃管和污水管口连接。药管的另一端放入盛灌洗液的桶内，管口必在液面以下，污水管的另一端放入空桶内，洗胃机胃管的一端与患者胃管相连接。

（4）如用手控洗胃机，将手控旋钮拨至注入部分，向胃内注入灌洗液 300～500 mL 后，再将旋钮拨至排出部位，以负压吸出胃内容物；若是自动洗胃机，按下工作开关，机器进入自动调节过程，每次进水量约为 300～500 mL 左右。反复冲洗至洗出液无色、无味为止。根据洗胃次数估计洗胃总量，判断洗胃的效果。

（5）洗胃结束后，经胃管注入硫酸镁导泻，反折胃管末端拔出胃管。

（6）帮助患者漱口、洗脸。

（7）将药管、胃管和污水管同时置于消毒液中，按清洗键，机器自动清洗各部管腔，用清水再清洗一次。清洗完毕，将胃管、药管和污水管同时提出水面，当洗胃机内的水完全排尽后，按"停机"键关机。

（8）记录灌洗液的名称和灌洗量，洗出液的颜色和气味，患者目前的情况，及时送检标本。

（五）护理

（1）洗胃前向患者作解释，争取最大程度的配合。

（2）插管时如患者出现呛咳及呼吸困难、发绀等，表示胃管误入气管，应立即拔出重插。

（3）洗胃前若患者呼吸心跳已停止，应立即行心肺复苏，再根据病情决定是否洗胃。

（4）昏迷患者应取左侧卧位，注入的灌洗液每次不超过 350 mL，以免液体自胃内流入气管或将胃内毒物冲入肠内。

（5）根据摄入毒物的性质选用洗胃液，可达到冲洗和中和毒素的双重目的。若一时不能明确毒物的性质，可选用生理盐水。当毒物性质明确后，应立即针对性选用拮抗剂洗胃。

（6）洗胃必须彻底，洗胃前应留取标本送检，作快速毒物分析，了解洗胃是否彻底以及是否还需继续洗胃。

（7）洗胃过程中，严密观察患者生命体征及洗胃液颜色。

（8）幽门梗阻患者的洗胃，最好在饭后 48 小时进行，并认真记录胃内潴留量，以便了解幽门梗阻的程度，为进一步治疗提供依据。

（9）洗胃过程中应正确记录入量和出量，当洗出液有较多鲜血时应停止灌洗，查明原因。

（10）为排除肠内毒物，在洗胃结束时，可从胃管内注入 50%硫酸镁 40～60 mL。以达到导泻的目的。

（11）用电动吸引器洗胃，调节洗胃机的正负压力，保持在 100 mmHg（13.33 kPa）左右，以免压力太大损伤胃黏膜。

（六）健康教育

（1）向群众宣传服毒后 6 小时内洗胃效果最好，但服毒量大或某些毒物使胃肠蠕动缓慢，超过 6 小时仍需洗胃。因此发现中毒者应尽快送到医院进行抢救。

（2）向患者及家属说明洗胃的目的及意义，减轻患者和家属的紧张情绪，使患者能积极主动配合。

（3）洗胃后 6 小时内暂停进食，以利于胃的休息。

第二节　三腔二囊管的护理

三腔二囊管常用于门静脉高压引起的食管、胃底静脉曲张破裂大出血时止血，是利用充气气囊压迫胃底和食管静脉出血处，达到压迫止血的目的。

一、适应证

门静脉高压食管、胃底静脉曲张破裂出血者。

二、禁忌证

冠心病、高血压及心功能不全者。

三、物品准备

（1）三腔二囊管 1 根。

（2）治疗盘：治疗碗、血管钳、镊子、血压计、听诊器、50 mL注射器、弹簧夹 1～3 只、纱布、胶布、棉签、液状石蜡、弯盘、胃肠减压器。

（3）滑车牵引装置：牵引架、滑轮、0.5 kg 沙袋（或盐水瓶）、牵引绳。

四、置管方法

（1）检查三腔二囊管的性能：用 50 mL 注射器向三腔二囊管的胃气囊内注气 200～250 mL，食管气囊内注气 100～150 mL，用弹簧夹夹住管口后检查气囊有无损坏、漏气或变形。检查漏气的方法有：①将其放入水中察看有无气泡逸出。②观察抽出气量是否与注入气量相等。③将气囊放在耳旁倾听有无漏气声。分别在开口处标明胃气囊、食管气囊和胃管腔（图 2-1）。

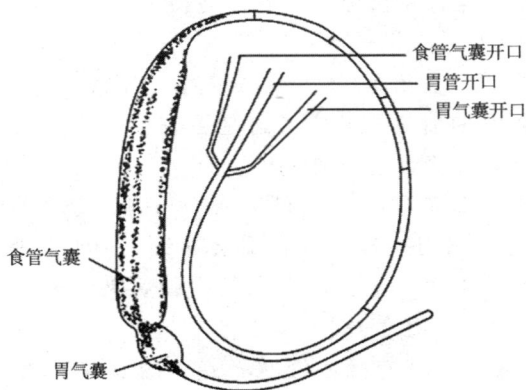

食管气囊开口
胃管开口
胃气囊开口

食管气囊

胃气囊

图 2-1　三腔二囊管

（2）患者取平卧位或半卧位，清洁鼻腔。

（3）抽尽气囊内空气，用液状石蜡润滑三腔管前端及气囊外面，由鼻腔缓慢插入，至咽部时嘱患者作吞咽动作和深呼吸，直至管插入 50～65 cm，抽出胃内容物，表明头端已达胃部。

（4）向胃气囊充气 200～250 mL，用血管钳夹住管口，向外提拉导管，感觉管子不能再被拉出并有轻度弹力时，利用滑车装置在管子末端悬以 0.5 kg 重物作牵引压迫，抬高床脚，使牵引角度为 40°左右，牵引物离地面约 30 cm。

（5）用宽胶布将管固定在面颊部。

（6）抽取胃液观察止血效果，如仍有出血，再向食管气囊充气 100～150 mL，夹住食管气囊开口。将胃管开口接于胃肠减压器上，以观察出血情况。

（7）记录插管时间。

五、护理

1）插管后患者取仰卧位，牵引间歇期头偏一侧，以利咽部分泌物吐出，必要时，用吸引器吸出，以防发生吸入性肺炎。

2）置管后的观察。

（1）观察出血情况：经常抽吸胃液，观察颜色、量。如抽出新鲜血液，证明压迫止血效果不好，应检查牵引松紧或气囊压力，并作适当调整。

（2）观察胃气囊和食管气囊的位置：若患者感胸骨下不适，出现恶心或频发期前收缩，应考虑是否有胃气囊进入食管下端挤压心脏之可能，应给予适当调整。

（3）观察气囊有无漏气：每隔 4～6 小时，分别检测一次食管气囊和胃气囊的压力。若气囊破损会导致三腔管滑脱至咽喉部，引起呼吸困难或窒息。应立即取下管口弹簧夹，抽出食管囊内气体或剪断三腔管，放出气体。

3）每日两次向鼻腔滴入液状石蜡，减少三腔管对鼻黏膜的损伤。

4）定时放气。导管三个腔通道应标记清楚易于辨认，三腔管放置 24 小时后，应每 12 小时将食管气囊内的气体放出，同时放松牵引，并将三腔管向胃内送入少许，暂时解除胃底贲门部的压力。15～30 min 后再充气牵引，以免局部黏膜受压过久糜烂坏死。

5）置管期间禁食，每日两次口腔护理。给予静脉补液，维持水、电解质平衡。

6）注意营养供给和局部给药。出血停止，遵医嘱从胃管腔内注入流质，少量多次。如继续出血，可注入去甲肾上腺素盐水局部止血。

7）拔管。

（1）拔管指征：三腔管放置时间一般为 3～5 天。若出血停止24 小时以上，先排空食管气囊，放松牵引，再排空胃气囊，观察12～24 小时，确无出血后，可考虑拔管。

（2）拔管方法：拔管前口服液状石蜡 30 mL，使黏膜与管外壁润滑后，反折胃管缓慢拔出。

（3）拔管后仍需继续观察病情，如有出血征象，可再次插管压迫止血。

六、健康教育

（1）置管前向患者及家属解释插管的重要性，教会患者做深呼吸和吞咽动作，以配合插管。

（2）注意口腔与鼻腔清洁，嘱患者不要将唾液、痰液咽下，以免误入气管引起吸入性肺炎。

第三节　腹腔引流管的护理

腹膜腔是人体最大的体腔，是壁层腹膜和脏层腹膜之间的潜在间隙。在正常情况下，腹腔内有 75～100 mL 黄色澄清液体，起润滑作用。在病变时，腹膜腔可容纳几千毫升液体或气体。腹腔引流管的放置具有重要的临床意义：①避免渗液、血液积聚而继发感染。②观察术后是否有出血和吻合口瘘。③为腹腔感染性疾病提供治疗途径。④为肿瘤患者术后实施腹腔化疗提供治疗途径。

一、适应证

（1）手术污染较重，虽反复多次冲洗仍需放置引流管使炎性渗液排出。

（2）手术区内渗血未能完全彻底制止的，估计仍有可能渗血或可能因此形成腔隙者，可以放置引流管，以防积血或引起感染。

（3）脓肿切开术后，放置引流管可使脓液及内容物持续排出，避免引流不畅，从而使脓腔逐渐缩小直至愈合。

（4）肝、胆、胰手术后，放置引流管以排出刺激性液体或感染性体液。

（5）消化道吻合或修补术后，为预防吻合口瘘，可放置引流管。

二、置管方法

腹腔引流管多在术中放置，根据手术的不同，可放置烟卷引流、潘氏引流（Penros 引流）、胶管引流及双套管引流等（图 2-3）。

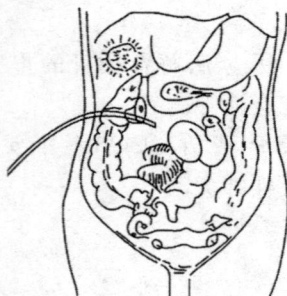

图 2-3　腹腔引流管

注意事项：①正确选择引流管的类型和大小，并在病历上详细记录。②选择正确的引流部位：脓腔及体腔引流管应尽可能放在较低的部位和接近需引流的地方，不要压迫血管、神经及脏器。③引流管放置超过 5 天者要予以更换，此时多已形成窦道或瘘管，拔出原来的引流管后，迅速将已消毒好的同管径或稍细一些的引流管沿原路放入。④引流管一般不通过切口引出，以免发生感染、切口裂开或切口疝，可在旁边戳一小孔引出。⑤预防性引流应在引流液明显减少时拔除引流管；治疗性引流应逐步取出引流管，每日拔除数厘米，以利于引流通道从深部逐渐闭合，防止形成袋腔。

三、护理

（一）保持有效引流

（1）患者取半卧位，有利于引流及预防膈下感染。

（2）保持引流管通畅，避免扭曲和受压，防止血凝块和纤维素沉淀阻塞导管。

（3）引流管长度适中，避免翻身时脱出。

（4）应用腹带时，引流管应从腹带的缝隙穿出，避免对引流管的压迫。

（二）预防感染

每日更换引流袋和引流管口的纱布，注意无菌操作，防止袋内引流液倒流。

（三）观察与记录引流物的性质和量

正常引流液为淡红色，24小时小于300 mL。

吻合口瘘常发生在术后3～7天，如患者出现发热、腹膜刺激症状，或有异物流出，应警惕瘘的发生。

（四）并发症的观察及护理

1. 大出血

常发生在术后24小时内，如12小时内引流液超过300 mL且颜色鲜红，应警惕大出血发生。应查看伤口是否有活动性出血，引流是否接负压装置，压力是否过大。

2. 感染

引流管属于异物，如果操作、护理不当可造成感染；固定不牢，脱落至腹腔也可造成感染。观察体温及伤口情况，如体温超过38.5 ℃，伤口红肿，皮温升高，应遵医嘱使用抗生素。

3. 损伤

引流管长期压迫可损伤周围的脏器组织。如腹腔引流管长期压迫肠管可引起肠穿孔。

4. 慢性窦道形成

引流管长期放置、引流不畅、反复感染及未能及时拔管。

5. 引流管脱落、阻塞、拔管困难

引流管固定不牢或患者用力过猛，可造成引流管脱落；引流管阻塞与引流物黏稠、引流不畅有关；如引流管置管时间长，造成引流管与周围组织粘连，可使拔管困难。应密切观察，精心护理，避免其发生。

（五）拔管

烟卷引流及潘氏引流一般在术后 24～48 小时拔除，其他引流管在 72～96 小时拔除。拔管后要注意敷料是否干燥，体温及腹部体征的变化，如有异常及时通知医生。

四、健康宣教

（1）告之患者留置引流管的目的和意义。

（2）引流管和引流袋应保持在出口平面以下，避免引流液反流。

（3）引流管应有足够的长度并妥善固定，避免牵拉管道而致其脱出。

（4）变换体位或活动时，避免引流管受压。

（5）避免提举重物或过度活动，防止牵拉而致引流管脱出。

（6）若带管出院，应定期复查；若发现引流液异常或身体不适等，应及时就诊。

第四节　肝管引流术及护理

一、解剖生理概要

肝脏是人体内最大的实质性脏器，位于右上腹部。肝脏每天分泌胆汁 600～1 000 mL，经肝内毛细胆管、左右肝管进入肝总管，肝总管在十二指肠处与胆囊管汇合形成胆总管，胆汁由此流入肠腔，参与脂肪的消化。当任何一级肝管阻塞时，胆汁排出受阻，就会在阻塞部位以上的肝管内淤滞，引起该段肝管代偿性扩张，久之患者会出现梗阻性黄疸的症状和体征，肝管引流，可以迅速缓解梗阻引起的一系列问题，改善患者的情况。

二、适应证

（1）恶性肿瘤、梗阻性黄疸的姑息治疗。

（2）梗阻性黄疸患者术前改善其黄疸症状。

三、置管方法

肝管引流可在术中完成，亦可在超声或 X 线的引导下，经皮穿刺置管，下面仅叙述后者的方法。

（1）定位，选择扩张并有一定长度的肝管，使其置管后不易脱落。

（2）穿刺区皮肤消毒，铺巾，局部麻醉，在穿刺点皮肤作一小切口。

（3）嘱患者深呼吸后屏气，在超声或 X 线引导下将穿刺针经皮肤切口快速插入肝脏，达到肝管时有一定阻力，再用力刺入有突破感，拔除针芯即有胆汁流出。

（4）将导丝经穿刺针送入肝管内，并尽可能达到梗阻部位。拔出穿刺针，导丝仍留在肝管内。

（5）沿导丝将导管插入肝管，尽可能进入较粗一些的肝管。

（6）拔除导丝，导管缝扎固定于皮肤（图 2-4）。

注意事项：①定位准确是穿刺成功的关键，应在 B 超下找扩张明显的肝内胆管，选择距皮肤最近、且避开了重要血管的部位作为穿刺进针点。②操作忌粗暴，应在患者屏气时进针，避免盲目改变穿刺方向，以防肝脏损伤。③严密观察患者的反应，如出现心慌、头晕、呼吸急促等，应立即终止操作，进行相应处理。

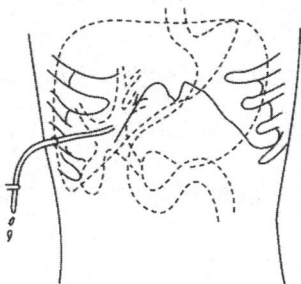

图 2-4　肝胆管引流

四、护理

(一) 妥善固定

引流管接无菌引流袋后，用胶布妥善固定导管于腹壁皮肤上，翻身、活动、搬动时避免牵拉，防止导管脱出。

(二) 保持有效引流

平卧时引流管的高度不能高于腋中线，站立或活动时应低于切口，以防引流液逆流引起感染。引流管不可受压、扭曲、折叠，经常给以挤捏，保持引流通畅。

(三) 观察并记录引流液的色、量和性状

肝脏每日分泌胆汁约 600～1 000 mL，呈黄色，稠厚、清亮而无渣。

(四) 严格无菌操作，预防感染

定期更换外接的引流管和引流袋，注意无菌操作；预防性应用抗生素。

(五) 保护引流管口周围皮肤

每日以 75％乙醇消毒，管周垫以无菌纱布，局部涂氧化锌软膏，防止胆汁浸渍皮肤引起破溃、感染。保持敷料清洁干燥，如渗湿应及时更换敷料。

(六) 并发症的预防及护理

1. 休克

严重梗阻性黄疸患者因穿刺引流后，胆管高压迅速解除可诱发休克，应注意监测血压及心率。

2. 胆汁性腹膜炎和出血

避免反复穿刺，争取一次穿刺成功以降低其发生率。术后应用抗生素和止血药物。

3. 导管脱落

将导管置入较长一段胆管内，与皮肤缝合固定牢固，避免牵拉。

4. 导管堵塞

用加有庆大霉素的生理盐水冲洗，保持引流通畅。

（七）拔管

1. 拔管指征

（1）在术后两周，患者无腹痛、发热，黄疸消退，血象、血清胆红素正常。

（2）胆汁引流量减少，每日少于 200 mL，色清亮。

（3）胆管造影显示胆管通畅，或胆管镜证实胆管无狭窄、结石、异物。

（4）夹管试验阴性：饭前、饭后各夹管 1 小时，逐渐增加到全天夹管 1～2 天无不适；同时满足以上 4 个条件，可考虑拔管。

2. 拔管方法

拔管前先行 T 管胆管造影，如显示通畅，再开放引流 2～3 日，使造影剂完全排出。继续夹管 2～3 天，仍无症状后给予拔管。

3. 拔管后护理

拔管后局部伤口以凡士林纱布堵塞，1～2 日会自行封闭。拔管 1 周内，观察患者体温、有无黄疸及腹部症状，警惕胆汁外漏甚至胆汁性腹膜炎的发生。

五、健康宣教

（1）向患者解释留置肝管的意义和重要性。

（2）嘱患者尽量穿宽松柔软的衣服，以防引流管受压。

（3）沐浴时采用淋浴，用塑料薄膜覆盖引流管处，以免伤口感染。

（4）引流管及引流袋始终保持在出口平面以下，避免引流液反流。

（5）带管出院指导：①定时更换引流袋，注意无菌操作，记录引流液的颜色、量和性状。②引流管口定期换药，周围皮肤涂氧化锌软膏保护。若敷料渗湿，应立即到医院处理。③定期到医院复诊。

第三章

外科损伤患者的护理

第一节　烧伤患者的护理

一、疾病概述

烧伤泛指由热力（火焰、热液、蒸汽）、电能、放射线或化学物质等致伤因子作用于人体而引起的损伤。狭义的烧伤是指由热力所引起的组织损伤，临床上最多见。其他原因所致烧伤以病因命名，如化学烧伤、电击伤等。烧伤不仅损伤皮肤，还可累及肌肉、骨骼，严重者出现休克、脓毒症等一系列病理生理变化而危及生命。

二、护理评估

（一）健康史

了解患者致伤的性质，是热力因素，还是电流、放射线、强酸、强碱、白磷等因素。询问患者受伤的时间、部位及伤后处理方式。

（二）身心状况

通过对烧伤程度、病程估计，能全面评估患者身体情况，并发症发生率、烧伤程度及预后等。

1. 烧伤程度估计

烧伤程度主要取决于烧伤面积和深度。

（1）面积估计：皮肤烧伤区域占全身体表面积的百分比。计算烧伤面积可用新九分法和手掌法。①新九分法：主要适用于成人，此法将体表面积分成 11 个 9 等分，另加会阴区 1%；小儿头部面积相对较大，双下肢面积相对较小，应结合年龄进行计算头部和下肢面积（表 3-1 和图 3-1）。②手掌法：无论年龄、性别，以患者自己的1个手掌（五指并拢）面积为1%计算，常用于测定小面积烧伤，同时也可补充九分法的不足。

（2）深度估计：按组织损伤的层次，用三度四分法将烧伤分为Ⅰ度、Ⅱ度（浅Ⅱ度、深Ⅱ度）和Ⅲ度烧伤（表 3-2、图 3-2）。Ⅰ度、浅Ⅱ度属浅度烧伤，深Ⅱ度、Ⅲ度属深度烧伤。

表 3-1　　烧伤面积新九分法

部位	成人各部位面积/（%）	小儿各部位面积/（%）
头颈	9×1＝9（发部 3 面部 3 颈部 3）	9＋（12－年龄）
双上肢	9×2＝18（双手 5 双前臂 6 双上臂 7）	9×2
躯干	9×3＝27（腹侧 13 背侧 13 会阴 1）	9×3
双下肢	9×5＋1＝46（双臀 5 双大腿 21 双小腿 13 双足 7）	46－（12－年龄）

注：Ⅰ度烧伤仅伤及表皮，病理反应轻微，一般不计入烧伤总面积之中。女性双足、双臀均为 6%。

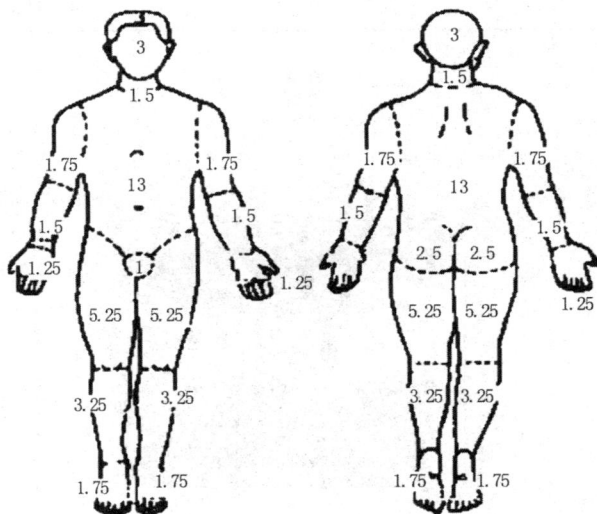

图 3-1　　体表面积示意图

（3）烧伤程度判断。①轻度烧伤：Ⅱ度烧伤面积小于 9%。②中度烧伤：Ⅱ度烧伤面积 10%～29%，或Ⅲ度烧伤面积小于

9%。③重度烧伤：总面积 30%～49%，或Ⅲ度烧伤面积 10%～19%，或Ⅱ度、Ⅲ烧伤面积虽不够上述面积，但已发生休克、呼吸道烧伤或较严重的复合伤。④特重烧伤：烧伤总面积大于 50%，或Ⅲ度烧伤面积大于 20%，已有严重并发症。

表 3-2 烧伤深度的评估

分度	损伤深度	临床表现	愈合过程
Ⅰ度 （红斑型）	表皮层	红、肿、热、痛、烧灼感、无水疱	3～5 天后痊愈，无瘢痕
浅Ⅱ度 （大水疱型）	真皮浅层	水疱较大，剧痛，创面肿胀发红	2 周左右愈合，无瘢痕，可有色素沉着
深Ⅱ度 （小水疱型）	真皮深层	水疱较小或无水疱，感觉迟钝；创面浅红或红白相间，或可见网状栓塞血管	3～4 周可愈合，有瘢痕
Ⅲ度 （焦痂型）	皮肤全层，有时深达皮下组织、肌肉和骨骼	无水疱，蜡白或焦黄，皮革状，甚至炭化，感觉消失，或可见树枝状栓塞血管	2～4 周后，焦痂自然分离，形成肉芽组织，难愈合，多需植皮

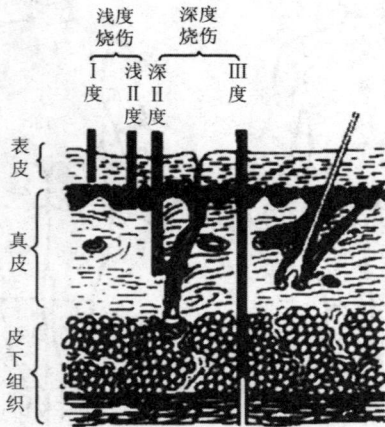

图 3-2 皮肤烧伤分度示意图

临床上所说的大面积烧伤是指成人Ⅱ度烧伤面积大于 15%，小儿大于 10%，多需住院治疗。相反，就是小面积烧伤，以局部表现为主，一般在门诊处理。

2. 病程分期估计

轻度烧伤以局部表现为主，无全身反应，中度以上烧伤全身反应明显，其临床演变过程可分为三个阶段。

（1）休克期：大面积烧伤 1～2 h 内，由于剧痛、恐惧常引起神经源性休克；接着热力作用致使毛细血管通透性增加，轻度烧伤以局部渗出为主，重度烧伤大量血浆外渗至组织间隙及创面，引起有效循环血量锐减，导致低血容量性休克的发生。体液从血管渗出，从伤后 2 h 开始、6～12 h 最快，并达到高峰，渗液持续36～48 h，一般伤后 48 h 起，组织水肿液开始逐渐吸收。故烧伤后 48 h 以内称休克期。休克是烧伤早期的并发症或导致死亡的主要原因之一，护理评估中应予警惕。

（2）感染期：烧伤使皮肤失去防御功能，污染创面的细菌在坏死组织中生长繁殖并产生毒素。严重者可发展为烧伤创面脓毒症。脓毒症的发生有三个高峰期：①伤后 3～7 天，创面及组织中渗液回吸收，此阶段细菌、毒素和其他有害物质也同时被吸收至血液中，引起烧伤早期的全身性感染。②伤后 2～4 周，Ⅲ度烧伤的焦痂开始大片溶解脱落，创面暴露，细菌可侵入血液循环，是烧伤全身性感染的又一高峰期。③伤后 1 个月后，若较大创面经久不愈，加之机体抵抗力低下，极易发生再次感染。感染是烧伤患者死亡的另一主要原因。

（3）修复期：伤后 5～8 天开始至创面愈合。组织烧伤后，在炎症反应的同时，创面已开始修复过程。Ⅰ度和浅Ⅱ度烧伤多能自行修复。深Ⅱ度烧伤依靠残存皮肤组织和上皮修复，有瘢痕。Ⅲ度烧伤依靠皮肤移植修复，修复后遗留瘢痕，易致畸形和功能障碍。

3. 特殊部位的烧伤

（1）呼吸道烧伤：常与头面部烧伤同时发生，常伴 CO、NO_2 及 SO_2 中毒，烧伤面积无法计算，病死率高，多发生于密闭环境，如矿井、民房、鞭炮厂失火。如出现鼻毛烧焦、声嘶、喘鸣、吞咽困难或疼痛，口、鼻、咽部黏膜水肿、出血、脱落为上呼吸道烧伤；如出现呛咳、咳煤烟痰，呼吸困难发生早，有发绀、哮喘、肺部啰音，甚至支气管内膜脱落为下呼吸道烧伤。

（2）头面颈部烧伤。其临床特点是：①常合并眼、耳、鼻及呼吸道烧伤。②肿胀明显。③全身反应明显，易发生高热、休克和脑水肿。④伤后容易发生感染。

4. 心理状况

皮肤大面积缺损、剧烈疼痛，易造成心理打击和压力。患者早期有精神紧张、行为异常等恐惧性反应；中期因换药疼痛、手术治疗等产生烦躁、缺乏自制力等反应；后期可能有面容损毁、躯体功能障碍或致残而长期精神困扰，甚至悲观厌世。

（三）辅助检查

较严重的烧伤可出现尿量减少，血红蛋白尿。感染时血白细胞计数增多尤其中性粒细胞比例明显增高。烧伤后体内蛋白质分解代谢增强，血尿素氮可增高。

三、治疗原则

小面积烧伤伤情较轻，应注意防治感染，重点做好创面处理；中度以上烧伤伤情严重，应兼顾创面处理和全身治疗。

（一）处理创面

正确处理创面能有效减少全身性感染等并发症，能提高大面积烧伤的治愈率，是治疗烧伤成败的关键。创面处理的目的是保护创面，防治感染，促进愈合，最大限度恢复功能。

创面处理的一般原则：Ⅰ度烧伤创面保持清洁、减轻疼痛；浅Ⅱ度烧伤创面应防止感染、促进愈合；深Ⅱ度烧伤创面尽早清除坏死组织，防止感染，保护残留的上皮组织，以减少瘢痕形成；Ⅲ度烧伤创面应保持焦痂完整干燥，防止感染，为早期切痂和植皮创造良好条件。

处理创面的措施：清创术，选用包扎疗法和暴露疗法，Ⅲ度烧伤的去痂和植皮术。

（二）防治休克

中度以上烧伤患者应积极防治低血容量性休克，必须及时采用液体疗法，维持有效循环血量；注意维护重要脏器功能，预防多器官功能障碍综合征。

（三）防治感染

严格执行烧伤病室规章制度；正确处理创面；营养支持，维持体液平衡；正确选用抗生素，在创面局部和全身使用；必要时可应用免疫增强疗法，提高免疫力。

四、护理诊断

（一）急性疼痛

与组织损伤、感染、换药时刺激等因素有关。

（二）组织完整性受损

与烧伤损坏组织有关。

（三）营养失调（低于机体需要量）

与烧伤患者量消耗增加，大量蛋白质经创面丢失、摄入不足等因素有关。

（四）有感染危险

与皮肤屏障结构破坏、组织坏死、细菌入侵有关。

（五）气体交换受损

与头颈部和呼吸道烧伤、躯干部环形烧伤有关。

（六）焦虑

与预后难测、容貌受损、肢体残障、生活不能自理等有关。

（七）潜在并发症

低血容量性休克、脓毒症、肢体残障。

五、护理目标

（1）疼痛减轻或缓解。

（2）营养状况改善，能满足机体需求。

（3）保持呼吸道通畅。

（4）情绪稳定，配合医护计划。

（5）感染、休克等并发症得到控制，危险性降低。

六、护理措施

（一）现场急救护理

烧伤的急救原则：让患者迅速脱离险区，防止进一步损伤；迅速消除病因；抢救生命和妥善处理复合伤；保护创面和对症治疗。

1. 迅速消除致伤因素

对火焰伤者应尽快脱去着火衣物，就地卧倒滚压灭火，或用毛毯、大衣等物品覆盖着火部位灭火，也可用水浇灭火焰。切忌用手扑火或在火中奔跑、呼叫，以免火借风力烧得更旺而加重损伤或呼吸道烧伤。若被热液等烫伤，应立即冲凉水，然后再脱去或剪开浸湿的衣服。面积较小的四肢烧伤，可将肢体浸入凉水中，以减轻疼痛。若为电击伤，迅速切断电源。对酸、碱等化学物质烧伤，应立即脱去或剪开沾有酸、碱的衣服，以大量清水冲洗；如系生石灰烧伤，应首先将其干粉清除，再用清水长时间冲洗，以避免石灰遇水产热加重损伤。凝固的油脂类烧伤须立刻用湿布覆盖灭火。

2. 抢救生命

配合医生首先处理外伤大出血、张力性气胸等危急情况。对头颈部烧伤或疑有呼吸道烧伤时，应保持口、鼻腔通畅，必要时协助医生做气管切开，防止窒息。若患者发生心跳呼吸骤停，应立即进行现场复苏。中度以上烧伤即使无休克症状出现，也应予以抗休克治疗。

3. 保护创面

就地取材，根据烧伤创面大小，用无菌敷料或清洁布类包裹创面，避免污染和再次损伤。创面勿涂任何药物。

4. 处理复合伤和对症处理

简单有效处理复合伤，如迅速止血，包扎伤口、固定骨折或脱位，闭合开放性气胸等；稳定患者情绪，镇静止痛，安慰患者；预防感染。

5. 转送患者

烧伤患者最好就地治疗，以免转送途中加重病情或发生意外；对无条件就地救治的宜尽早转运，中度以上烧伤者须建立静脉通道，途中补充平衡盐溶液；对已发生休克的患者，争取先抗休克，等病情平稳后再转送。

（二）一般护理

保持呼吸道通畅，吸氧；发热患者给予降温处理；留置导尿管；做好其他基础护理工作。

（三）病情观察

伤后密切观察神志和生命体征变化。注意是否存在脓毒症的表现，意识改变常是其早期出现的症状。同时注意创面局部情况，若创面水肿、渗液多、肉芽颜色转暗、创缘下陷、创缘出现红肿，或上皮停止生长，原来干燥的焦痂变得潮湿、腐烂，创面有出血点等都是感染的征象。若创面脓液呈鲜绿色、有腥臭味，是铜绿假单胞菌感染的征象。发现异常情况，应及时向医生报告。

（四）治疗配合

1. 补液的护理

轻度烧伤，可口服烧伤饮料；中度以上烧伤，应遵医嘱补液，这是休克期的首要护理措施。伤后应迅速建立静脉输液通道，有时需多路输液，必要时静脉切开插管输液。为做好输液工作，应了解补液量的估计和液体的种类。

（1）补液量：估计按烧伤面积和患者体重为计算依据。烧伤后第 1 个 24 h，每 1% 的 Ⅱ、Ⅲ 度烧伤面积，成人需补给电解质和胶体溶液总量 1.5 mL/kg，再加生理需要量。晶体液和胶体液的比例一般为 1∶1，生理需水量用 5%～10% 的葡萄糖溶液补给，成人 2000～2500 mL，儿童 60～80 mL/kg，婴幼儿 100 mL/kg。

第 1 个 24 h 补液量（mL）＝烧伤面积（Ⅱ、Ⅲ 度）×体重（kg）×1.5 mL（儿童 1.8 mL、婴儿 2.0 mL）＋生理需要量。

伤后第 2 个 24 h，应补给第 1 个 24 h 实际输入晶体液和胶体液的一半，加生理需要量。

（2）液体的种类和补液原则：晶体液首选平衡盐溶液，其次为生理盐水。胶体液常用血浆或全血，以血浆为主。紧急时也可选用血浆代用品，如中分子右旋糖酐（一般不超过 1000 mL）。因为烧伤后第 1 个 8 h 内渗液最快，所以应在首个 8 h 内输入胶体液、晶体液总量的 1/2，其余分别在第 2、第 3 个 8 h 内输入。生理需要量应在 24 h 内均匀输入。

补液的一般原则：先晶后胶、先盐后糖、先快后慢（胶体液、晶体溶液交替输入，特别注意不能集中在一段时间内输入一种液体），"两早一防"（早给碱性液、早给利尿剂，预防并发症）。

（3）调节补液量和速度的指标：上述补液计算公式由于伤情不同和个体差异故不能机械执行，应灵活掌握，并结合以下指标调节补液。①尿量：是反映组织器官灌流状况和肾功能是否良好的有效指标，对重度以上烧伤或外生殖器深度烧伤患者应留置导尿管，观察尿量，注意有无血红蛋白尿，一般要求成人每小时尿量 30 mL 以上（儿童为 20～25 mL 以上），尿比重在 1.010～1.020 之间，尿 pH 值在中性和碱性之间。尿量不足或比重过高，提示补液量不足，应加快输液。发生血红蛋白尿者，应尽早输入碱性药物并适量加快输液速度，以防急性肾衰竭，但某些情况，如老年人、心血管病患者、呼吸道烧伤患者或合并颅脑损伤者，输液不能太快，只要求每小时尿量 20 mL 即可。②其他指标，如血压、脉搏、呼吸、末梢循环情况、精神状态、中心静脉压、血红蛋白、红细胞计数、红细胞比积等，均应维持基本正常。下述情况说明血容量已基本恢复：收缩压在 12.00 kPa（90 mmHg）以上，脉压差在 2.67 kPa（20 mmHg）以上；成人心率 120 次/分以下，儿童在 140 次/分以下；患者安静；呼吸平稳；肢体温暖；中心静脉压正常。

2. 创面的护理

（1）初期创面清创的护理：患者入院时，先剃除或剪去创面及周围毛发，修剪指（趾）甲。用肥皂和清水清洗健康皮肤，继用大量灭菌生理盐水反复冲洗清洁创面和周围皮肤，用纱布轻轻擦净污垢和异物，再用 0.1％苯扎溴铵或氯己定或者碘伏消毒；大水疱未溃破者可在无菌操作下穿刺抽空，亦可低位剪孔引流并保留疱皮，已破溃或污染严重者应清除疱皮，焦痂涂碘酊或碘伏即可。清创后酌情选用暴露或包扎疗法。清创术后应注射 TAT，合理选用抗生素预防感染。

（2）包扎疗法的护理：对四肢浅度烧伤、病室条件较差或门诊处理的小面积烧伤，采用包扎疗法。该法便于护理和患者的移动或活动，有利于保护创面减少污染，吸收渗液。护理时，首先应协助医生包扎，经清创处理后，先用一层凡士林纱布覆盖创面，加无菌敷料棉垫数层（3～5 cm 厚）、敷料面应超过伤缘 5 cm，用绷带自肢体远端向近心端包扎，包扎时指（趾）应分开，关节应处于功能位，显露指（趾）末端以观察血液循环。

包扎后的护理：①观察肢端感觉、运动和血运情况，若发现指（趾）末端皮肤发凉、青紫、麻木等情况，须适当放松绷带。②关节部位的创面包扎须抬高患肢，注意保持肢体功能位置。③换药时保持敷料清洁干燥，如外层敷料被渗湿，须及时更换，包扎期若发现敷料渗湿、有异味，伤处疼痛加剧，伴高热，血白细胞计数增高，均表明创面有感染，应报告医生，及时检查创面。

（3）暴露疗法的护理：患者经清创后，创面不盖任何物品，使创面完全暴露于清洁、干燥和温暖的空气中，适用于全身各部位烧伤，尤其适用于头面部和会阴部烧伤、大面积烧伤，以及特殊感染的创面。其优点是便于观察创面，外用药物，不利于铜绿假单胞菌生长，节约敷料，避免换药带来的痛苦。暴露疗法的病房应具备以下条件：①室内清洁，有必要的消毒与隔离条件。②恒定的温度、湿度，要求室温保持在 28～32 ℃，相对湿度以 50％为宜。

暴露疗法的护理要点：①保持床单清洁干燥。②可用白炽灯或红外线照射使创周形成干热小环境，促进创面结痂（若有渗液，可用无菌纱布或棉球拭干创面；创面涂磺胺米隆、磺胺嘧啶银等收敛、抗菌药物）。③保护创面，为避免创面长时间受压，应定时翻身和变换体位，肢体环形烧伤，可用支架将伤肢悬吊使创面悬空，若躯干环形烧伤，须睡翻身床。

（4）焦痂的护理：Ⅲ度烧伤焦痂是一层凝固坏死组织，早期具有暂时保护创面，减少细菌入侵和创面渗出等作用。但溶解脱落前，易致痂下感染、积脓，溶解时产生毒素和细菌繁殖，易形成败血症。故焦痂宜暴露，每 4 h 涂碘酊或碘伏 1 次，保持干燥不受压；痂下积脓应及时引流；一旦脱痂，及时植皮覆盖。因此Ⅲ度烧伤常需要采取切痂、削痂和植皮术，应做好植皮手术前后护理工作。

（5）感染创面的护理：感染创面应及时清除脓液和坏死组织，充分引流，保持创面清洁，可采用湿敷、半显露或浸浴疗法。护理时须加强换药，根据创面脓液多少，决定每日换药次数；根据感染特征或细菌培养和药敏试验选择外用药，如乙酸、醋酸磺胺米隆、烧伤膏剂或油剂等中西制剂。

（6）特殊部位烧伤护理：①呼吸道烧伤：床旁应备急救物品，如气管切开包、吸痰器、气管镜等；头高位，确保呼吸道通畅，气管切开宜早不宜晚，切开者应做好气管造口护理；伤口 5～7 天后气管壁的坏死组织开始脱落，应密切观察，及时处理；尽快吸氧，观察并积极预防肺部感染和肺水肿。②头面颈部烧伤：患者多采用暴露疗法，取半卧位，观察有无呼吸道烧伤，给予相应的处理，尤其做好五官护理，如：及时用棉签拭去眼、鼻、耳的分泌物，保持其清洁干净；双眼用抗生素眼药水或眼膏，避免角膜干燥而发生溃疡；避免耳郭受压；做好口腔护理，防止口腔黏膜溃疡及感染。

3. 防治感染的护理

（1）遵医嘱应用抗生素：应用抗生素是防治感染的有力措施，但必须合理选用；需注意不良反应及菌群失调和真菌感染；应及时做创面细菌培养及药敏试验，选用有效抗生素。

（2）做好消毒隔离工作：病房用具应专用，做好床旁隔离与无菌操作，工作人员出入病室要更换隔离衣、鞋、帽，接触患者前后要洗手，做好病房的终末消毒工作。这是防止感染的根本措施。

（3）正确处理创面：正确及时处理创面，特别是Ⅲ度烧伤应早期创造条件切痂植皮，保持创面清洁干燥。这是防治创面感染的关键环节。

（4）营养支持：烧伤后患者蛋白质丢失过多，消耗增加，应鼓励其加强营养，补充高蛋白、高热量以及多种维生素。可通过口服、管饲或胃肠外营养等途径补充足够营养。对大面积烧伤患者，遵医嘱每日或隔日输入适量血浆或全血或人体清蛋白，也可应用免疫球蛋白等，以增强抵抗力。同时应维持体液平衡，防治休克，保护重要器官功能。这是治疗烧伤和防治感染的重要环节。

（五）心理护理

关心、爱护患者，根据患者的心理状态，采取相应措施。如缺乏自制力者，要加强安全防范，严防患者再次受伤；对有恐惧反应或压抑反应者，疏导并鼓励患者表达情感，帮助寻找消除恐惧及悲哀情绪的方法；对伤残或者面容受损害者，应注意沟通技巧，使患者精神放松，鼓励患者积极参加社会活动，正确认识人生价值。

七、护理评价

（1）疼痛得到缓解。

（2）组织修复是否顺利。

（3）营养状况改善能否满足机体需求。

（4）呼吸道是否通畅。

（5）情绪稳定，配合医护计划。

（6）感染、休克等并发症得到控制，危险性降低。

八、健康指导

（1）加强安全宣传教育，介绍火灾时急救和自救知识。

（2）告知患者创面愈合一段时间内，可能出现皮肤干燥、瘙痒、全身闷热等反应，应嘱咐患者避免使用刺激性大的洗涤剂和接触过热的水，不能搔抓初愈的皮肤；可在已愈合的创面涂擦润滑剂，穿纯棉内衣，1年内烧伤部位避免太阳曝晒。

（3）如有残障和面容受损者应及时指导患者进行正确的功能锻炼。鼓励患者积极参与社会活动，促进患者身心健康。

第二节　机械性损伤患者的护理

一、疾病概述

机械性损伤又称创伤，多因交通或工伤事故、斗殴、自然灾害和战伤所致。其发病率、致残率均较高。

（一）分类

根据受伤时皮肤和黏膜是否完整，创伤可分两大类。

1. 闭合性创伤

损伤处皮肤或黏膜保持完整，多由钝性暴力所致，常见的有以下几种。

（1）挫伤：因钝性碰撞、挫压、挤捏等所致皮下软组织伤。受损组织常发生水肿、出血、结缔组织或肌纤维断裂。头、胸、腹部挫伤可能合并深部器官损伤。

（2）扭伤：外力作用使关节超过正常的活动范围，可造成关节囊、韧带、肌腱等组织撕裂破坏。

（3）挤压伤：肢体或躯干肌肉丰富部位较长时间受重物挤压所致的损伤。严重时肌肉组织广泛缺血、坏死、变性，伴随坏死组织的分解产物（如肌红蛋白、K^+乳酸等）吸收，可引起以急性肾衰竭为主的临床综合征，称挤压综合征。

（4）爆震伤（冲击伤）：爆炸产生强烈的冲击波形成的高压及高速气流对胸、腹部等脏器造成损伤，伤者体表无明显损伤，但胸、腹腔内脏器或鼓膜完整性遭到破坏。

2. 开放性损伤

损伤处皮肤或黏膜完整性受损，深部组织经伤口与外界相通，多由锐性暴力所致，常见的有以下几种。

（1）擦伤：皮肤被粗糙物擦过造成皮肤表层组织的破损。创面有擦痕、小出血点及少量浆液渗出。

（2）刺伤：由尖锐器物刺入组织引起的损伤，伤口深而细小，可导致深部组织和器官损伤，易发生感染。

（3）切割伤：由尖锐器械切割组织引起的损伤，伤口整齐，多呈直线状，周围组织损伤较少，深浅不一，可伤及深部组织。

（4）裂伤：由钝器打击引起皮肤和皮下组织断裂，创缘多不整齐，周围组织破坏较重，可合并深部组织损伤。

（5）撕脱伤：由旋转的暴力或撕扯力造成皮肤、皮下组织、肌肉、肌腱等组织的剥脱，损伤严重，出血多，易感染。

（6）火器伤：由弹片或枪弹造成的创伤，可能发生贯通伤（有入口和出口者），也可能导致盲管伤（只有入口而无出口者），周围损伤范围大，坏死组织多，病情复杂。

（二）伤口修复

1. 修复过程

伤口修复基本分为 3 个阶段，彼此相重叠。①炎症反应：3～5 天。损伤后伤口局部组织出现炎症反应；组织缺损部位先被血凝块填充，继而微血管通透性增加，炎性细胞渗出，在酶的参与下，使局部血块、坏死组织及异物分解、吸收而清除。②组织增生和肉芽形成：在创伤反应的同时，新生的毛细血管、内皮细胞与成纤维细胞共同构成肉芽组织，充填伤口；肉芽组织最终变为以胶原纤维为主的瘢痕组织。这个过程 1～2 周。③组织塑形：经运动应力和多种酶的作用，过多的胶原纤维被分解、吸收，局部组织软化，新生组织重新排列，以适应功能上的需要，此期约需 1 年。

2. 影响伤口愈合的因素

（1）年龄：老年人可因皮肤萎缩、末梢循环不良及蛋白质合成减弱等而影响愈合；儿童和青年人合成代谢旺盛，伤口愈合比较迅速。

（2）营养状况：如某些氨基酸、维生素、微量元素缺乏，严重的低蛋白血症、贫血等患者，伤口愈合时间延长。

（3）某些慢性疾病：如恶性肿瘤、糖尿病、肝脏疾病患者。

（4）药物：如长期使用糖皮质激素和抗癌药物。

（5）伤口因素：伤口有血肿、异物、坏死组织、伤口局部血运障碍、伤口感染、伤口内引流物使用不当、局部制动不良等都可影响伤口愈合。

3. 伤口愈合的类型

（1）一期愈合：组织修复以同类细胞为主，见于组织缺损少、创缘整齐、无感染、经黏合或缝合后创面对合严密的伤口，愈合快，愈合后仅留有线状瘢痕，功能良好。

（2）二期愈合：组织修复以纤维组织为主，见于创面较大、组织缺损较多、创缘不整或伴有感染的伤口，无法整齐对合，愈合所需的肉芽组织多、愈合时间较长，形成的瘢痕较大，功能欠佳。

二、护理评估

（一）健康史

应询问有无锐器、弹片、钝性暴力及高气浪等暴力作用于身体。了解受伤时间、部位、所处姿势以及伤后处理经过。

（二）身心状况

1. 局部表现

一般均有疼痛、肿胀、淤斑和功能障碍，开放性创伤者还可见到伤口和出血。如果合并重要的神经、血管及内脏损伤，则各有其特殊表现。

2. 全身反应

轻者无明显全身表现，创伤重者可发生全身反应。受伤后局部出血、渗液及坏死组织吸收后可引起发热，一般在 38℃ 左右，如继发感染，可出现高热。创伤后，由于疼痛、失血、失液、精神紧张等原因，可引起内分泌、代谢、循环等方面的改变。表现为神志淡漠、焦虑不安、脉搏细速、呼吸加快、口渴、尿少、食欲不振以及机体代谢活动的紊乱，如糖、脂肪、蛋白质分解加速，体重减轻，贫血。

3. 心理状况

创伤发生时，患者由于意外伤害常出现复杂的心理反应，可能出现焦虑不安、恐惧、烦躁易怒，甚至失去理智；肢体的伤残、面容的受损、个人前途及社交活动受影响等，也常使患者情绪抑郁、意志消沉，表现为自责、抱怨、悔恨，甚至绝望。

（三）辅助检查

1. 实验室检查

血常规和血细胞比容检查可了解失血情况及感染情况。尿常规可提示泌尿系统有无损伤。血液电解质化验和血气分析可了解水、电解质、酸碱平衡失调状况及有无呼吸功能障碍。

2. 穿刺检查

胸腹腔穿刺检查可用于判断内脏受损情况。

3. 影像学检查

X线检查可证实骨折、气胸、气腹等。超声检查可判断胸、腹腔内的积液及肝脾包膜内破裂情况。CT检查可辅助诊断颅脑损伤和某些腹部实质性器官、腹膜后损伤。MRI有助于诊断颅脑、脊柱、脊髓等损伤。

三、治疗原则

（一）急救处理

遵循抢救生命第一、恢复功能第二、顾全解剖完整性第三的原则。急救工作要求做到判断快、救治快、转送快。处理原则是抢救生命、重点检查、包扎伤口、固定转运。

（二）一般软组织闭合性损伤处理

如无深部重要组织、器官损伤，多不需特殊处理，可自行修复，不留瘢痕和后遗症。

（三）软组织开放性损伤

处理应尽早施行清创术，使污染伤口转为清洁伤口，争取一期愈合。

（四）其他治疗

如输液输血，支持疗法、抗感染等，严重创伤后，应早期进行抗休克、抗感染，保护重要器官功能，积极防治多系统器官功能衰竭；如合并深部器官损伤应及时进行专科处理，延误诊治，可危及生命。

四、护理诊断

（一）急性疼痛

与组织损伤有关。

（二）体液不足

与创伤后失血、失液或液体补充不足等因素有关。

（三）焦虑

与创伤刺激、组织受损、担心影响生活和工作有关。

（四）皮肤完整性受损

与创伤所致皮肤等组织损伤有关。

（五）潜在并发症

休克、挤压综合征，感染、残障、多器官功能不全综合征等。

五、护理目标

（1）患者疼痛缓解或消失。

（2）体液平衡得到恢复和维持。

（3）焦虑减轻或消除，情绪稳定。

（4）组织完全修复，未发生感染。

（5）并发症危险性降低。

六、护理措施

（一）急救护理

急救护理的原则是配合医生做好各类急救工作，密切地观察并报告伤情变化，遵医嘱保证各项治疗措施及时有效地实施，必要时应独立、果断地采取有效的急救措施。

1．迅速抢救生命

首先处理危及生命的紧急情况，如心跳呼吸骤停、窒息、活动性大出血、张力性或开放性气胸、休克、腹腔内脏脱出等。

2．重点检查

经紧急处理后，应迅速全面、简略而有重点地检查，注意有无其他合并伤，并做出相应处理。

3．维持呼吸道通畅

创伤患者可因血块、呕吐物或异物等堵塞鼻咽道和气管，以及昏迷后舌后坠造成窒息，应立即消除呼吸道内的异物和分泌物，托起下颌或（和）将头部后仰，解除舌后坠，恢复呼吸道通畅。

4．包扎伤口及止血

根据条件，以无菌或清洁的敷料包扎伤口，防止加重污染和继续出血。如有出血患者，可采用指压法、压迫包扎法、填塞法和止血带止血等方法进行紧急止血。使用止血带止血，需注意正确的缚扎部位、方法和持续时间。

5．妥善固定骨折

简单固定受伤骨关节可减轻疼痛，避免继发性损伤，便于搬运患者。可用夹板、绷带等作固定材料，也可就地取材用树枝、木板、枪托等。无法就地取材时可将上肢固定于胸部，下肢固定于健侧下肢。对疑有脊柱骨折的患者，要以三人搬运法或滚动法将其轻放、平卧在硬板上，防止脊髓损伤。

6．稳妥转运患者

在运送途中应有医护人员陪同，具备继续抢救的能力。同时应注意：①保持适当体位，尽量避免颠簸，防止再损伤。②保证有效输液，给予止痛，预防休克。③密切观察病情变化，如生命体征、意识状态等，并认真做好记录。

（二）软组织闭合性损伤的护理

1．一般护理

抬高患肢 15°～30°，以利于血液回流，减轻肿胀和疼痛。在受伤关节处用绷带或夹板等局部制动，可减轻疼痛，防止继发出血和加重损伤。指导患者进食高热量、高蛋白、高维生素、易消化食物，必要时遵医嘱静脉补充营养，促进创伤修复。

2. 病情观察

对伤情较重者应注意局部症状、体征的演变；观察生命体征的变化，了解深部组织器官损伤情况；对挤压伤患者需观察尿量、尿色、尿比重，判断是否发生急性肾衰竭。

3. 治疗配合

小范围软组织创伤后 24 h 内给予局部冷敷，以减少渗血和肿胀。48～72 h 后改用热敷和理疗，可促进吸收和炎症消退。对血肿较大者，应在无菌操作下穿刺抽吸，并加压包扎。必要时可遵医嘱外敷中西药物，以消肿止痛，预防感染。病情稳定后，可指导患者配合理疗、按摩和功能锻炼，促进伤肢功能恢复。

（三）软组织开放性损伤的护理

1. 术前准备

按手术要求做好必要的术前准备工作，如备皮、皮肤药物过敏试验、配血、输液、局部 X 线摄片检查。有活动性出血者应在抗休克同时积极准备手术止血。

2. 术后病情观察

注意观察生命体征的变化，警惕活动性出血等情况的发生。观察伤口情况，如出现红、肿、热、痛等感染征象时，应协助医生进行早期处理；如已化脓，应及时拆除缝线，敞开伤口换药，如同时引流应加强引流管的护理。注意伤肢末梢循环情况，如发现肢端苍白或发绀、皮温降低、动脉搏动减弱时，应报告医生及时处理。

3. 治疗配合

（1）防治感染，遵医嘱使用抗生素及甲硝唑预防感染，清创后应及时注射破伤风抗毒素以预防破伤风的发生。

（2）防治休克：对血容量不足者，按医嘱给予输液、输血，维护体液平衡和恢复有效循环血量。

（3）伤口护理：保持敷料清洁干燥，及时换药，如伤口内放置有橡皮片引流物，应于术后 24～48 h 去除。

（4）抬高受伤肢体，适当固定制动，以改善局部血液循环，促进伤口愈合。

（5）病情稳定后，鼓励并协助患者进行早期活动，指导患者进行肢体功能锻炼，以促进功能恢复和预防并发症。

（四）心理护理

关心、爱护、安慰患者，尤其是对皮肤完整性受损或有致残可能的患者，多与其沟通，进行心理疏导，指导患者做自我心理治疗，稳定情绪，增强恢复健康的信心。

七、护理评价

（1）患者疼痛有无缓解。

（2）体液平衡是否恢复。

（3）焦虑是否减轻或消除，情绪是否稳定。

八、健康教育

教育患者及社区人群应注意加强安全及劳动保护，要善于调节心情，善于处理人际关系，遵守社会公德，避免创伤的发生。指导患者加强营养，促使组织修复和脏器功能恢复。根据病情，指导进行功能锻炼的方法，以促使患部功能得到最快的恢复。

第四章

外科休克患者的护理

一、疾病概述

休克（shock）是指机体受到强烈致病因素的侵袭，有效循环血量锐减，全身组织器官微循环灌注不足，导致细胞缺氧和代谢紊乱而引起的一系列临床综合征。

休克的典型表现为精神紧张、烦躁或神志淡漠、面色苍白、皮肤湿冷、脉搏细速、呼吸浅快、血压下降、尿量减少并有酸中毒。

各种休克共同的病理生理基础是有效循环血量锐减、组织灌注不足、各类炎症介质的释放，以及由此导致的微循环、代谢改变和内脏器官的继发性损害等，而有效循环血量锐减是其主要因素。有效循环血量是指单位时间内在心血管系统中运行的血液量，占全身血液量的 80%～90%。维持有效循环血量依赖于三个因素：①充足的血容量。②有效的心输出量。③适宜的血管张力。三个因素中任一因素发生障碍均会造成休克。

（1）微循环收缩期（缺血期）。当机体有效循环血量锐减时，会引起血压下降，组织灌注不足和细胞缺氧，机体通过一系列代偿机制调节和矫正所发生的病理变化。其中包括刺激主动脉弓和颈动脉窦压力感受器引起血管舒缩中枢加压反射、交感神经－肾上腺轴兴奋、大量儿茶酚胺释放及肾素－血管紧张素分泌增加等，导致心跳加快、心排出量增加，以维持循环血量的相对稳定。此外，还通过选择性地使外周和内脏小血管、微血管平滑肌收缩，循环血量重新分布，以保证重要器官的供血。由于毛细血管前括约肌强烈收缩，动静脉短路和直捷通道开放，增加了回心血量。随着真毛细血管网内血流减少，压力降低，血管外液进入血管，也在一定程度上补充了循环血量。此期称为休克代偿期。

（2）微循环扩张期（淤血缺氧期）。若休克继续发展，流经毛细血管的血流继续减少，组织因严重缺氧处于无氧代谢状态，大量乳酸类酸性代谢产物堆积，组胺等血管活性物质释放，毛细血管前括约肌松弛，使毛细血管广泛扩张，而后括约肌由于对酸中毒耐受性较高，仍处于收缩状态，大量血液淤滞于毛细血管内，毛细血管内静脉压升高、通透性增加，血浆外渗至第三间隙；血液浓缩，黏稠度增加；回心血量进一步减少，血压下降，重要器官灌注不足，休克进入抑制期。

（3）微循环衰竭期（弥散性血管内凝血期）。休克进一步发展，血流缓慢，血液浓缩，血液黏稠度增加，加上酸性环境中血液呈高凝状态，红细胞、血小板易于在血管内聚积成团，成微血栓，直至引起弥散性血管内凝血（DIC）。在这一过程中，各种凝血因子的大量消耗，纤维蛋白溶解系统被激活，从而发生严重的出血倾向。由于缺血缺氧，组织和细胞代谢是无氧状态，加上能量缺乏，酸性产物和内毒素等共同作用，使细胞内溶酶体膜破裂，释放多种酸性水解酶，导致组织细胞自溶和死亡，从而引起广泛的组织损害甚至多器官功能受损。此期称为休克失代偿期。

二、护理评估

（一）健康史

外科休克的致病因素以失血性、创伤性和感染性因素最多。目前，常根据病因及血流动力学的变化对休克进行分类。

1. 按休克的病因分类

休克按病因可分为低血容量性休克、创伤性休克、感染性休克、心源性休克、过敏性休克和神经源性休克，其中，以低血容量性休克最为常见。

（1）低血容量性休克（hypovolemic shock）：有两类。①失血性休克：各种原因引起的大出血如上消化道出血、肝脾或心血管破裂等，成人急性失血达 500 mL，即可出现休克症状。②失液性休克：由于丢失大量体液而引起，如肠梗阻、大面积烧伤、严重呕吐和腹泻等。

（2）创伤性休克（traumatic shock）：原因复杂，包括创伤引起的失血、失液、剧烈疼痛、组织分解产物和坏死毒素的吸收。在临床工作中，要严密观察病情，如骨折、大面积挤压伤和烧伤。

（3）感染性休克（septic shock）：严重感染时病原菌释放的外毒素和内毒素，造成心肌损害；炎症介质造成血管扩张、通透性增强、血容量减少、血压下降；细胞损害直接引起代谢障碍，又称为内毒素性休克。

（4）心源性休克（cardio shock）：多见于心脏病、心律失常、心包填塞。

（5）过敏性休克（allergic shock）：因药物、输血和输液、接触致敏物质引起。

（6）神经源性休克（neurogenic shock）：由于剧烈疼痛、高度精神紧张和强烈刺激等引起。

2. 按休克时血流动力学分类

临床上有高排低阻（暖休克）性休克、低排高阻（冷休克）性休克。

（1）高排低阻性休克（hyperdynamic shock）：高排低阻性休克（暖休克 warm shock），一般见于感染性休克，革兰氏阳性菌引起，其血流特点是外周血管扩张导致外周血管阻力下降，心排出量正常或升高。皮肤血管扩张，血流量多，使皮肤温度升高。

（2）低排高阻性休克（hypodynamic shock）：低排高阻性休克（冷休克 cold shock），一般是外周血管收缩，外周血管阻力增加，心排出量减少。由于皮肤血管收缩，皮肤血流量减少，温度降低。此种情况常见于败血症、急性腹膜炎、重症胆管炎、绞窄性肠梗阻，由革兰氏阴性菌引起。

（二）身心状况

（1）休克前期：也称休克代偿期，临床上患者表现精神兴奋烦躁不安、皮肤湿冷、面色苍白、脉搏细速、血压变化不大、脉压差缩小、尿量减少、尿量每小时少于 30 mL。如能及时发现病情，采取有效措施，及时补充血容量，休克容易纠正。

（2）休克期：休克失代偿期，患者表现精神由兴奋转为抑制、表情淡漠、感觉迟钝或神志不清、皮肤黏膜由苍白转为发绀或出现花斑、四肢厥冷、脉细而快、血压下降、脉压差更小、呼吸急促。浅静脉萎瘪、周围毛细血管充盈时间延长。尿量减少或无尿、呈现代谢性酸中毒、碱储备减少、血细胞压积增高。病情较轻，如能及时积极抢救，仍可转危为安。

（3）休克晚期：临床表现病情继续恶化，表现为神志不清、无血压、无脉搏、无尿以及全身有广泛出血倾向。皮肤有皮下淤点、淤斑，呕血、便血、咳血、尿血。有心、肺、肾等器官的功能衰竭，甚至患者死亡。

（4）休克严重程度的临床评估见表4-2。

表 4-2　休克的临床表现

| 分期 | 程度 | 神志 | 口渴 | 皮肤黏膜 | | 脉搏 | 血压 | 体表血管 | 尿量 | 估计失血量 |
				色泽	温度					
休克代偿期	轻度	神志清楚，表情痛苦，精神紧张	明显	开始苍白	正常或发凉	100 次/分以下	收缩压正常或升高，舒张压增高，脉压缩小	正常	正常	<20%（<800 mL）
休克失代偿期	中度	神志尚清，表情淡漠	很明显	苍白	发冷	100～120 次/分	收缩压 12.00～9.33kPa（90～70 mmHg）	表浅静脉塌陷，毛细血管充盈迟缓	尿少	20%～40%（800～1600 mL）
休克晚期	重度	意识模糊，神志不清，昏迷	非常明显	显著苍白，肢端青紫	厥冷	速而细弱或摸不清	收缩压 <9.33 kPa（70 mmHg）或测不到	毛细血管充盈更迟缓，表浅静脉塌陷	尿少或无尿	>40%（>1600 mL）

（5）休克的监测：①血压与脉搏：若收缩压低于 12.00 kPa（90 mmHg）或脉压差少于 2.67 kPa（20 mmHg），且脉率增高、皮肤苍白，应警惕休克的发生。若脉搏增快大于 100 次/分时，排除心血管等因素后也可考虑休克。休克指数＝脉率/收缩压（mmHg）。当休克指数为 0.5，说明无休克；为 1.0～1.5，说明有

休克；大于 2.0，说明有严重休克。②精神状态：反映脑组织血液灌注和全身血液循环状况。如患者由表情淡漠转为神志清楚，说明血液循环转为正常。③尿量：反映肾脏血液灌注的有效指标，尿量减少是低血容量休克的最早征象和敏感征象。一般成人尿量大于 30 mL/h，如低于 30 mL/h，说明休克未解除。④皮肤色泽、温度：反映体表血液灌流的标志，如果皮温由冷、凉转为温暖则是休克好转的表现。

（三）辅助检查

（1）测定血红蛋白、血细胞计数、血细胞压积，了解血液浓缩和稀释的程度。

（2）动脉血气分析和呼吸监测：动脉血氧分压（PaO_2）正常值为 10.67～13.33 kPa（80～100 mmHg），动脉血二氧化碳分压（$PaCO_2$）正常值为 4.80～5.87 kPa（36～44 mmHg），由于休克是缺氧代谢，血 pH 值降低、HCO_3^- 浓度降低。若 $PaCO_2$ 为 6.00～6.67 kPa（45～50 mmHg），且通气良好，提示严重肺功能不全；若 $PaCO_2$ 超过 8.00 kPa（60 mmHg），经吸入氧气甚至吸入纯氧仍不能改善症状，应考虑急性呼吸窘迫综合征。

（3）DIC 的监测：血小板和纤维蛋白原、凝血酶原时间测定有助于 DIC 的判断。有以下情况，应考虑 DIC：血小板计数低于 $80×10^9/L$；凝血酶原时间比对照组延长 3 s 以上；血浆纤维蛋白原低于 1.5 g/L 或呈现进行性降低；3P（血浆鱼精蛋白副凝）试验阳性；或血涂片中破碎红细胞超过 2%；凝血酶原时间较正常延长 3 s 以上。

（4）X 线和 B 超检查：有助于了解骨折和脏器损伤情况、感染部位和有无脓肿形成等，必要时行 CT 和 MRI 检查。

（5）动脉血乳酸值的测定（blood lactate，BL）：正常值为 1.0～1.5 mmol/L，血乳酸值是最佳和终末指标。如血乳酸值持续升高，则预示病情严重，预后不良。

（6）中心静脉压（central venous pressure，CVP）：右心房及胸腔内上、下腔静脉的压力，与血压结合共同反映患者的血容量、心功能、血管张力状况。正常值为 0.49 ～ 0.99 kPa（5 ～

10 cm H_2O），0.49 kPa（5 cm H_2O）以下提示血容量不足，应快速补液；1.47 kPa（15 cm H_2O）以上且血压低，提示心功能不全，应减慢输液。中心静脉压的测量如图 4-1 所示。

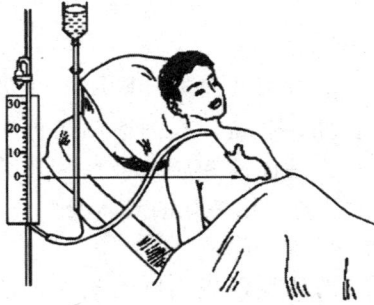

图 4-1　中心静脉压的测量

（7）肺毛细血管楔压的测定（pulmonary capillary wedge pressure，PCWP）：反映肺静脉、左心房和左心功能。PCWP 正常值为0.80～2 kPa（6～15 mmHg）。虽然测定结果有助于判断左心功能，但操作复杂，有创伤，目前偶尔在特定大医院应用。

（8）心输出量（CO）：心率和每搏排出量的乘积，正常值为4～6 L/min。心脏指数（CI）是指单位体表面积上的心排出量，休克时 CO 多降低。

三、治疗原则

治疗休克的关键是尽早去除病因，迅速恢复有效循环血量，纠正微循环障碍，增强心肌功能，恢复人体正常代谢。

（一）一般紧急措施

（1）积极处理导致休克的原发病及创伤，对大出血的患者立即采取措施控制大出血，如加压包扎、扎止血带、上血管钳等，必要时可使用抗休克裤。

（2）保持呼吸道通畅，早期以鼻导管及面罩间歇性给氧，增加动脉血氧含量，减轻组织缺氧状态；呼吸困难严重者，可作气管插管或气管切开。

（3）采取休克体位，即头和躯干抬高 20°～30°，下肢抬高 15°～20°，以增加回心血量及减轻呼吸困难。

（4）注意给患者保暖；尽量减少搬动，骨折处临时固定，必要时应用止痛剂。

（二）补充血容量

补充血容量是纠正组织低灌注和缺氧的关键，是控制休克的基本措施。迅速建立静脉通道，根据监测指标判断补液效果。输液的种类主要有两种：晶体液和胶体液。一般先快速输入扩容迅速的晶体液，再输入扩容作用持久的胶体液。

（三）积极处理原发病

由外科疾病引起的休克，如内脏大出血、消化道穿孔、肠绞窄坏死、急性化脓性胆管炎等，在恢复有效循环血量后，需手术治疗原发病。

（四）纠正酸碱平衡失调

休克患者由于组织缺氧，常有不同程度的酸中毒，常用碱性药物为 5％碳酸氢钠溶液。

（五）其他

改善微循环、应用激素类和血管活性药物等。

四、护理诊断

（一）体液不足

与大失血和失液有关。

（二）心输出量减少

与体液不足、循环血量减少、心功能下降有关。

（三）有感染的危险

与失血失液、免疫力低下有关。

（四）气体交换受损

与心排血量减少、异常呼吸和呼吸型态改变有关。

（五）组织灌流量不足及尿量减少

与大量失血、失液引起有效循环血流量减少、微循环障碍有关。与肾灌注不足有关。

（六）有意外损伤的危险

与烦躁不安、神志不清、疲乏无力有关。

（七）不舒适与焦虑

与强迫体位、放置管道、疼痛，生命危险、紧张气氛、应急能力差有关。

五、护理目标

（1）补充血容量，改善组织灌流量。

（2）维持心、肺、脑、肾等重要器官功能，增加机体抵抗力。

（3）改善呼吸型态；预防感染；提高心功能的活力，提高机体活动能力。

（4）减轻不适和焦虑，增强信心；纠正体温异常；消除并发症；保证尿量正常。

六、护理措施

休克属于危急综合征，应积极抢救，对患者进行特殊和重点护理，对患者和家属的心理也应进行护理，减轻焦虑和恐惧，保持安静，配合治疗。护士和家属应合作，护士操作要轻柔、正确，密切观察病情。

（一）急救护理

（1）协助医生抢救患者，如复苏、止血和物品与药物准备。

（2）迅速建立一至两条静脉输液通道，做好术前准备。

（3）防止继续损伤，保证患者生命安全，防止并发症和保持各种管道通畅。

（4）保留尿管。

（二）一般护理

1. 患者体位和环境

一般采取平卧位，保证脑部血液供应。最佳体位是将头及上身抬高 20°～30°、下肢抬高 15°～20°。有条件和必要时应用休克裤，以利于呼吸和下肢静脉回流，改善组织器官的血液灌注。体位安置应注意患者的耐受性、舒适性和有无痛苦，无特殊情况，尽量少搬动患者。

2. 吸氧

常规吸氧，休克好转后可间歇吸氧，氧流量每分钟 6～8 L。对于危重患者，可面罩给氧，必要时气管插管、气管切开或使用辅助呼吸，改善组织细胞缺氧，氧气浓度应为 40％～50％，预防组织血氧过低。

3. 维持正常体温

（1）密切观察体温变化。

（2）保暖：休克时体温降低，应予以保暖，可采用棉被、毛毯等方式保暖，调节室内温度升高体温，室内温度以 20 ℃左右为宜。但切忌使用热水袋、电热毯等进行体表加温，以防烫伤及皮肤血管扩张，后者可使心、肺、脑、肾等重要器官的血流灌注进一步减少。再者，加热可增加局部组织耗氧量，加重缺氧，不利于休克的纠正。

（3）对持续高热的感染性休克患者，应采取降温措施，可采用物理或化学降温。

（4）在应用血管活性药物时，扩血管药物可造成散热加速，水肿加剧；缩血管药物可使患者更加寒冷，更应注意保暖。

4. 镇静、止痛、止血和抗过敏

（1）对创伤性休克疼痛的患者，必要时可进行止痛；若休克患者烦躁不安，可给予镇静药，但避免皮下注射药物，应静脉注射为佳。

（2）对于出血患者，应及时止血和防止再出血。

（3）过敏体质患者应避免再接触可能的致敏原，注射抗过敏药物，防止再发生过敏性休克。

（4）对于感染引起的疼痛，一般禁止使用镇痛剂。

5. 加强基础护理

如对高热、昏迷、气管切开和皮肤压疮的患者，应按不同规定加强护理，以防止出现其他意外。

（三）病情观察和监测

护理人员观察休克患者时，应掌握四点。一看神志、面色、呼吸和浅静脉，二摸脉搏和皮肤，三测血压和尿量，四了解血压、心电图和中心静脉压的监测情况。

1. 神志

反映脑部血液灌注和脑细胞缺氧情况。休克代偿期，缺血、缺氧不严重，患者精神兴奋、烦躁不安，应注意患者安全；休克失代偿期，脑缺血、缺氧严重，患者由兴奋转为抑制，表现淡漠和迟钝；休克晚期患者若昏迷，预示病情严重。若患者由烦躁转为安静、淡漠迟钝转为清醒则说明微循环改善，休克好转。由表情淡漠到迟钝直至昏迷则预示休克严重。

2. 生命体征观察

（1）监测血压、脉搏：血压、脉搏的变化是休克患者最早表现之一，每 15 分钟测一次，病情稳定后可每小时测一次，并记录。血压尤应注意脉压差缩小（＜2.67 kPa/20 mmHg），越小越说明血管痉挛程度严重；脉压正常，血压正常，说明微循环恢复正常。休克患者的脉搏变化常比血压变化早，护士通过测脉搏能早期发现病情变化。应注意脉搏的强弱、频率和节律，通过脉搏也可判断心脏功能情况。

（2）注意呼吸：①应注意呼吸的频率、强弱、节律，保持呼吸道通畅，休克患者有无呼吸急促、呼吸困难、口唇发绀、三凹征等。当呼吸频率低于 30 次/分且呼吸困难，虽经吸氧甚至加压辅助呼吸给氧仍不能改善血氧分压时，则预示有急性呼吸窘迫综合征（ARDS），说明病情严重，是休克患者死亡的主要原因之一，应及时报告医生采取处理措施。②昏迷患者应防止窒息和吸入性肺炎，同时清除分泌物和实施口腔护理才可保证呼吸道通畅。在治疗休克过程中，要注意患者有无咳嗽或咳血性泡沫样痰，肺部有无湿啰音，严防心功能衰竭和肺水肿，必要时行气管插管或气管切开。

3．体温调节

（1）一般休克患者体温降低，应采取保暖措施，并调节室内温度在 20℃左右，避免局部快速升温（如使用热水袋），以防血管扩张使休克加重，甚至造成烫伤。

（2）感染性休克体温升高，可采用化学降温和物理降温的方法。要注意患者体温持续升高至 40℃以上或突然降到常温以下，说明患者处于临终状态。休克患者随时监测，每 15～30 分钟测一次。

（3）对于输血患者，如输入库存血应将库存血复温后再输，以保证体温维持在正常范围。

4．尿量

休克时肾血管收缩，肾血流量减少，尿量减少，所以，尿量是观察休克重要而有效的指标。休克患者应在严格执行无菌操作下，留置导尿管记录每小时尿量。如患者每小时尿量少于 17 mL，血压正常，表示有肾衰竭；当尿量维持在 30 mL/h，则说明休克好转。

5．皮肤色泽、浅静脉充盈和肢端温度

（1）患者皮肤由苍白转为发绀，提示患者进入休克期。

（2）皮肤由发绀转为皮下淤点、淤斑，提示弥散性血管内凝血，应立即报告医生。

（3）如患者皮肤由发绀转为红润、肢体皮肤干燥温暖，提示微循环改善。

（4）浅静脉充盈说明血容充足，微循环改善，浅静脉萎瘪表示血容量不足，微循环未改善。

（5）皮肤苍白、湿冷或者发绀则预示休克未见好转，皮肤转暖红润、皮温正常说明休克好转。

6．心电图

对心功能不全或钾代谢紊乱者，应经常监测。

7．化验室检查

及时监测血常规、尿常规、生化检查、血气分析和凝血功能。

测定乳酸值，乳酸值能表达机体无氧代谢的程度，判断休克的预后，若持续升高则表示病情危重。

8. 中心静脉压

中心静脉压和血压常作为调整输液速度和输液量的指标，判断血容量多少和心功能情况。

（四）扩容疗法的护理

1. 快速输液的护理

休克患者主要是有效循环血量锐减，抢救时保证快速、有效地补充血容量，是抢救休克最基本的措施。

（1）要按照补液原则补液，晶体液、胶体液按比例输入，达到扩容和维持有效循环血量目的。

（2）开放两条静脉通路，一路快速输液扩容；另一路保证药物输入。有条件的医院应用中心静脉插管等置管补液；基层医院可静脉切开补液。无论何种管道补液，均应执行无菌操作，保持清洁，固定牢靠，严防脱落和堵塞，防止其他并发症。

（3）记录24 h液体出入量，严重患者随时调整。

2. 输液注意事项

抗休克时输液量大，药物种类多，要注意药物间的配伍禁忌、药物浓度和速度，及时记录用药名称、输注时间。根据用药目的，正确执行医嘱。紧急情况下，应加压输液，大量快速输液最好有中心静脉压监测，保证心肺正常功能，保证合理补液（表4-3）。

表 4-3　中心静脉压、血压变化的原因和处理

CVP	BP	原因	处理原则
低	低	血容量严重不足	充分补液
低	正常	血容量不足	适当补液
高	低	心功能不全或血容量相对过多	给予强心药，舒张血管，纠正酸中毒
高	正常	容量血管过度收缩	舒张血管
正常	低	心功能不全或血容量不足	补液实验

注：补液实验是指在 15 min 内将 5% 葡萄糖等渗盐水 250 mL 快速输入，如中心静脉压升高而血压不变，提示心功能不全；如血压升高中心静脉压不变，则提示血容量不足。

3. 常用扩容液体

（1）电解质溶液：首选平衡盐液，它能扩容、减低血液黏稠度，降低酸中毒，碱性药物首选 5％碳酸氢钠等渗盐水。

（2）右旋糖酐：由多葡萄糖分子组成的聚合体，相对分子量近似于血浆蛋白，因不透过血管而提高血管内胶体渗透压。常用相对分子量为 7 万左右的中分子和相对分子量为 2 万～4 万的低分子两种。中分子右旋糖酐输注后在血管内维持 5～7 h，可扩容一倍，如输入500 mL可扩容 1000 mL，紧急情况下常规应用。低分子右旋糖酐输注后仅维持 2～4 h，即有扩容作用，也有减低血液黏稠度、改善微循环的作用。但在烧伤引起的低血容量性休克时不宜应用。

（3）全血及血浆：全血是补充血容量的最佳胶体液，对各种原因引起的休克都极为重要。血浆不受血型的限制，保存时间长、方便，尤其对于野战急救效果更佳。

（五）应用血管活性药物的护理

血管活性药物包括血管收缩剂、血管扩张剂和强心药物。应用血管活性药物，是在补足循环血量的基础上进行的，尤其是扩血管药物，否则会使血压下降。血管活性药物可改善周围血管功能的紊乱，恢复正常的微循环，保证心、肺、脑、肾重要器官的血供。对感染性休克患者，升压是应用血管活性药物的首要目标，理想的血管活性药物应是既可升压又可改善组织和器官的血液灌注。

1. 扩血管药物

常用扩血管的药物以多巴胺等为主，多巴胺对肾血管和肠系膜血管有选择性扩张作用，并能加强心肌收缩力。

2. 缩血管药物

当收缩压低于 6.67 kPa（50 mmHg）、重要器官灌注无法维持时，可采用血管收缩剂，维持生命器官的灌注，常用的血管收缩药物有间羟胺等。

注意事项：①使用血管活性药物时（血管收缩剂、血管扩张剂）应小量、慢速输注，根据血压调整药物浓度和滴速。②密切观察病情并每 15～30 分钟测量体温、脉搏、血压、呼吸一次，详细记录。③缩血管药物尽量不用，且禁忌渗漏到血管外，以免引起组织坏死，若有发生应局部立即注射扩血管药物，如 0.25％普鲁卡因，以缓解血管痉挛和组织坏死的可能。④神经性和过敏性休克首选缩血管药物，如肾上腺素。

3. 维持心功能

有心功能不全时应给予西地兰等强心药物，首次可给予0.2 mg，可重复给药，剂量一般一次不超过 0.4 mg，最好应用监护仪。

（六）皮质类固醇应用的护理

（1）主要用于感染性休克：①它能阻断受体的兴奋性，减轻毛细血管通透性，降低血管阻力，改善微循环继而改善全身血流。②具有抗毒作用，中和内毒素，稳定溶酶体膜，防止溶酶体破裂。③加强心肌收缩力，增加心脏排血能力。④促进糖异生，将乳酸转化为葡萄糖，减轻酸中毒。⑤增强线粒体功能，防止白细胞凝集，一般不超过一周，时间长者则应逐渐减量，不可突然停药。

（2）长期大量应用可使抗感染能力下降，影响伤口愈合，发生急性胃黏膜病变。

（3）使用皮质类固醇时，应同时应用抗生素、制酸剂，并注意勿过量、勿突然停止，使用过程中应密切观察病情变化。

（七）防治感染

需注意：①严格执行无菌操作和遵循各项规章制度。②加强各种留置管的护理。③合理使用抗生素。④预防各种原因导致的肺部感染。⑤注意观察各种创面和伤口，及时更换敷料，保持创面和伤口清洁。

（八）保护重要器官的护理

（1）补足液体：先快后慢，液体补足后应减慢输液速度和量，可联合使用扩血管药物，纠正酸中毒，防止发生心源性休克。

（2）维持呼吸功能，预防和抢救呼吸功能衰竭：如患者出现呼吸困难，吸氧无效，应立即进行气管插管，有条件的医院可使用呼吸机，选用呼气终末正压通气（PEEP），使肺扩张，促进肺换气功能。加强口腔护理，清除口腔和气管分泌物，保证呼吸道通畅和呼吸功能正常。

（3）维护肾功能：在快速补液的同时，观察尿量，尿量不应少于 30 mL/h，有情况及时发现并报告医生，采取措施，以免发生肾衰竭。

（4）全身支持：给予能量合剂、维生素等物质，保证细胞正常功能。

（九）弥散性血管内凝血患者的护理

弥散性血管内凝血是晚期休克患者最严重的情况之一，死亡率高，应注意病情观察和正确使用抗凝药物。

（1）观察：最早发现抽血困难，血液异常黏稠易凝，严重患者皮肤出现淤点和淤斑，应想到弥散性血管内凝血，报告医生，及时抽血化验。血小板低于（50 万～70 万）$\times 10^9$/L；纤维蛋白原定量低于1.25 g/L；凝血酶原时间延长，超过对照组 3 s 以上；血浆鱼精蛋白副凝固试验阳性（3P），同时还应注意呕血、便血、咳血、尿血等内脏出血表现以及重要器官衰竭表现。

（2）抗凝疗法护理：因弥散性血管内凝血患者不宜应用止血药物，常用抗凝疗法。常用抗凝药物有肝素、潘生丁、丹参、阿司匹林。应用肝素抗凝血必须在早期，后期有加重出血的可能。酸中毒使肝素失活，pH 值小于 7.0 失效，使用前应纠正酸中毒。肝素剂量每千克体重给 100 U，每 4 h 静脉滴注一次，用药前必须测凝血时间。应用肝素应注意不良反应，如出血和变态反应，由于肝素使用有一定的危险性，且肝素引起出血和纤溶蛋白溶解亢进引起的出血难于区别，临床应用受到限制。有时肝素和抗纤溶药可联合应用，与潘生丁和阿司匹林应用比较安全。

（十）防治原发病的护理

去除病因，改善全身情况，处理原发灶，做好术前准备。

（十一）预防意外损伤和皮肤受损

（1）对躁动患者应加强保护措施，防止受伤，避免治疗失败，防止其他并发症如误吸和窒息，躁动患者加床栏防护。

（2）采用翻身拍背、按摩等措施，防止发生压疮，保持皮肤清洁干燥。

（十二）心理护理

对休克患者和家属给予心理支持，避免产生焦虑、恐惧和不安，护理人员应镇静，耐心解释各种治疗方法和措施，操作轻柔准确，应关心、同情患者和家属，以取得他们的合作和理解。随时查看患者，向患者和家属讲解各种监护仪器和各种管道的作用。对于严重患者应守护在患者床旁，防止发生意外，保证患者和家属情绪稳定。

七、健康教育

（1）失血时应及时止血，外伤疼痛应止痛，骨折妥善固定，避免继发损伤。急救和运送时保持肢体稳定，尽早扩容。

（2）感染患者应尽早使用抗生素或采取其他外科措施。

（3）手术患者应做好充分术前准备，提高手术耐力。

（4）询问患者用药史，作过敏试验并备好抢救药物，发生情况及时处理。

（5）自救和他救相结合，增强自信心，发生休克时应就地平卧，积极抢救，家属协助并给予支持。

第五章

水、电解质及酸碱失衡患者的护理

第一节　水和钠代谢失衡患者的护理

水与钠的关系密切，对维持细胞外液容积和渗透压起着决定性作用。水和钠过少，临床上称之为脱水。脱水被分为3种类型，即高渗性脱水（以失水为主）、低渗性脱水（以缺钠为主）和等渗性脱水（失水与失钠相近），在某些条件下（如治疗不当）它们可以互相转化。水和钠过多（或水多钠不多），临床上称之为水中毒。在此主要介绍脱水患者的护理。

一、护理评估

（一）健康史

主要了解有无引起脱水的原因，这些原因存在多久，是否经过处理。

1. 有无引起高渗性脱水的原因

（1）水分摄入不足，如食管癌吞咽障碍、过分控制入水量、鼻饲高浓度的肠内营养液、静脉注射大量高渗液体等。

（2）水分丢失过多，如高热、大汗、大面积烧伤暴露疗法、透析疗法、糖尿病的高渗性利尿等。

2. 有无引起等渗性脱水的原因

主要病因是急性大量体液丢失，如大量呕吐、肠瘘、急性肠梗阻、大面积烧伤早期和急性腹膜炎等。

3. 有无引起低渗性脱水的原因

主要是体液大量长期丢失，如反复呕吐、长期胃肠吸引、大创面慢性渗液、应用排钠性利尿剂等。另外，有无纠正脱水时补盐过少的情况。

（二）身体状况

主要了解有无口渴、尿少、疲乏、恶心、呕吐、直立性晕倒等症状；检查有无黏膜干燥、皮肤弹性差、眼窝凹陷、意识改变、精神烦躁、血压下降、脉搏增快等体征。

1. 高渗性脱水

轻度以口渴为主，无阳性体征，失水量占体重 2%～4%；中度出现极度口渴、尿少、尿比重高、皮肤弹性差、口唇干燥、眼眶凹陷、四肢无力、烦躁、情绪激动，失水量占体重 4%～6%；重度除上述症状外，出现狂躁、幻觉、谵妄、昏迷、血压下降，甚至休克等，失水量占体重 6% 以上。

2. 等渗性脱水

轻、中度常有口渴、尿少、尿比重高、皮肤弹性差等缺水表现，以及疲乏、厌食、恶心、呕吐、脉搏细弱而快、血压下降等缺钠表现；重度可出现低血容量性休克、意识障碍等。

3. 低渗性脱水

轻度有疲乏、手足麻木、厌食、尿量正常或增多、尿比重低、尿中 Na^+、Cl^- 减少等，每千克体重缺 $NaCl$ 0.5 g；中度除上述症状外，有恶心、呕吐、直立性晕倒、心率加快、脉搏细弱、血压开始下降、尿量减少，尿中几乎不含 Na^+、Cl^-，每千克体重缺 $NaCl$ 0.5～0.75 g；重度主要为严重周围循环衰竭、低血容量性休克、意识障碍等，每千克体重缺 $NaCl$ 0.75～1.25 g。

（三）心理、社会状况

患者的身体正在经历某种能引起水和钠代谢失衡的严重疾病，如严重创伤、重大手术、晚期肿瘤、肠梗阻、腹膜炎、大面积烧伤等，患者和亲属的心理负担比较严重，而水和钠的代谢失衡又会加重病情，增加治疗和护理的复杂性，还会增加死亡对患者生命的威胁。

（四）辅助检查

尿液检查有无尿少、尿比重增高（＞1.025）、尿中氯化物含量改变。血生化检查血钠浓度有无增高（＞150 mmol/L）或降低（＜135 mmol/L），有无酸中毒或氮质血症（肌酐、尿素氮增高）表现。血常规检查有无红细胞计数、血红蛋白含量、血细胞比容均明显升高的血液浓缩表现。

二、护理诊断

（一）体液不足

与液体摄入不足、丢失过多有关。

（二）潜在并发症

低血容量性休克。

三、护理目标

患者能逐渐恢复和维持水、钠的代谢平衡，血、尿化验结果正常。

四、护理措施

（一）生活护理

根据病情安置患者于舒适卧位。意识不清的患者，应定时为其翻身和床上被动活动。意识清楚患者，若病情允许，应指导并扶持下床活动，因存在肌肉无力，应注意防止滑倒等意外伤害。能进食的患者，鼓励进食高营养的半流质或普食，指导患者多饮水。不能进食的患者，应遵医嘱给予肠内或肠外营养支持，并做好相关护理。

（二）配合治疗

1. 病因治疗

配合医生治疗原发病，如手术解除肠梗阻或幽门梗阻、切除食管癌、解除破伤风痉挛、控制糖尿病等。

2. 液体疗法

实施补液计划为治疗脱水的基本护理措施。应遵医嘱给予静脉补液，并熟知有关液体疗法的基本常识。

补液总量和液体种类：①生理需要量：成人日需 2 000～2 500 mL，其中等渗盐水 500～1 000 mL，剩余用 5%～10% 的葡萄糖溶液供给。②已经丧失量：水分丧失量＝体重×脱水程度，钠缺失量＝体重×每千克体重缺 NaCl 克数；第 1 个 24h 补充计算量的 1/2，余下的 1/2 在第 2 个 24h 补充。等渗性脱水者一般补给等渗盐水（或平衡盐溶液）和葡萄糖溶液各半；低渗性脱水轻度者给等渗盐水，中重度者先给 3%～5% 氯化钠溶液 200 mL，再给等渗盐水；高渗性脱水者给 0.45% 氯化钠溶液或 5% 葡萄糖溶液。③额外损失量：如治疗过程中呕吐、高热、出汗、引流等损失的体液量；一般体温上升 1 ℃增加补水 3～5 mL/kg 体重，大汗湿透一套衣裤增加补水约 1 000 mL（并补 NaCl 2.5 g），气管切开患者呼吸道蒸发水分是正常的 2～3 倍，每天增加补水约 1 000 mL，以上丢失均可用 5% 葡萄糖溶液补充；消化液的丢失，一般用林格溶液或平衡盐溶液补充。

安排补液顺序：①先盐后糖：除高渗性缺水需先补充 5% 葡萄糖溶液以迅速降低血浆渗透压外，一般均应先输入含电解质的溶液，再输入葡萄糖溶液。②先晶后胶：先输入晶体液，可稀释血液，改善微循环，避免因过早输入胶体液而引起的胶体渗透压增高，使组织液进入血管而加重组织缺水，还可防止胶体液导致的血液黏稠度增加，加重微循环障碍等病理性改变。③先快后慢：中度以上脱水滴速可达 80 滴/分，低血容量性休克患者常需开放两条静脉通道，待症状好转后再减慢输液速度，以免加重心肺负担。但对心肺功能不良的患者、输入液为高渗溶液或液体中加入特殊药物时，应适当控制输液速度。④见尿补钾：一般成人每小时尿量大于 30 mL 才可补钾，以防因急性肾衰竭引起高钾血症。⑤液种交替：避免长时间或较大量地输入单种液体，以防因输液不当而导致的医源性体液失衡。

（三）观察病情

1. 记录出入量

准确记录 24h 液体出入量，判断液体的出入是否能维持平衡，为医生修订补液方案提供参考依据。

2. 观察治疗反应

（1）乏力、头晕、神情淡漠、恶心、厌食、脉搏细弱、血压下降、站立时晕倒、肌痉挛性抽搐或呈木僵等缺钠症状是否好转或消失。

（2）口渴、口唇黏膜干燥、皮肤弹性差、眼窝凹陷等脱水症状是否好转或消失。

（3）尿量是否增加到大于 30 mL/h，且比重恢复正常。

（4）躁狂、幻觉、谵妄、昏迷等患者是否转为安静或清醒。

（5）周围静脉和毛细血管充盈情况有无好转或恢复正常，还应观察原发病的症状和体征有无好转或消失。

3. 特殊检测

如血常规化验可了解血液浓缩现象改善的情况；测定血清电解质、尿素氮、肌酐等含量，除可判断脱水和缺钠纠正的情况，还可了解肾功能；必要时做心电图检查和中心静脉压监测，以准确判断心功能和血容量情况。

4. 并发症

观察有无寒战、高热、恶心等输液反应症状，一旦发生立即减慢输液速度或停止输液，并遵医嘱给予苯巴比妥钠、异丙嗪、地塞米松等治疗。大量快速输液时，还应观察有无心率增快、颈静脉怒张、呼吸急促、咳血性泡沫样痰、双肺湿啰音等急性心力衰竭和肺水肿表现，若有发生，给予及时处理。

（四）心理护理

根据患者面临的痛苦和存在的心理问题，采取相应的护理措施。告知患者脱水是可以纠正的，不要过分担心，还应鼓励其积极接受病因治疗，以防再度出现脱水。

（五）健康教育

告知人们当存在引起脱水和缺钠的危险因素时，如消化道梗阻、急性胃肠炎、大面积烧伤、急性腹膜炎、昏迷、高热、不能饮水等，应主动接受病因治疗和输液治疗。在高温环境中作业或从事高强度体育活动，应备足饮水，出汗较多时，需及时补充水分，并注意补充含盐饮料。

五、护理评价

患者是否恢复和维持水、钠代谢平衡，血、尿化验结果是否正常。

第二节　钾代谢失衡患者的护理

钾代谢失衡可分为两种情况，一是血清钾的含量降低（<3.5 mmol/L），称之为低钾血症；二是血清钾的含量增高（>5.5 mmol/L），称之为高钾血症。临床上以低钾血症多见。

一、低钾血症患者的护理

（一）护理评估

1. 健康史

（1）有无钾摄入不足，如昏迷、禁食、吞咽困难等，未及时补钾。

（2）有无钾丢失过多，如呕吐、腹泻、胃肠减压、消化道瘘、长期使用利尿剂、急性肾衰竭多尿等消化道和泌尿道丢失。

（3）有无钾离子分布异常，如碱中毒、注射大量葡萄糖和胰岛素，使钾离子自细胞外转移至细胞内。

2. 身体状况

（1）症状评估：有无意识改变如烦躁、嗜睡等中枢神经抑制症状；有无恶心、厌食、腹胀、便秘等消化道症状；有无疲乏、肌肉软弱无力的神经—肌肉症状；还应了解原发病的症状及其持续的时间，是否伴有水、其他电解质及酸碱代谢失衡症状等。

（2）护理体检：有无心动过速、心律不齐、血压下降等；有无肌肉无力、四肢松弛性瘫痪、抬头及翻身困难、呼吸困难、吞咽困难、腱反射减弱或消失等；有无腹胀、肠鸣音减弱或消失，甚至麻痹性肠梗阻等表现；还应检查原发病体征及有无水、其他电解质及酸碱代谢失衡的体征等。

3. 心理、社会状况

由于低血钾症多由禁食、吞咽困难等引起，出现嗜睡、乏力、软弱无力、食欲不振、腹胀等症状，患者可有病情日渐加重的感觉，出现焦虑心理反应。若患者及亲属缺乏食物补钾的相关知识，不能正确选择饮食，更会加重病情而影响患者康复。

4. 辅助检查

血清钾化验值是否在 3.5 mmol/L 以下。心电图检查有无心律失常，以及低钾导致的心电图波形改变，如 T 波低平或倒置、ST 段下降、Q-T 间期延长、出现 U 波等。

（二）护理诊断

患者有受伤的危险：与软弱无力、意识不清有关。

（三）护理目标

患者未受到意外损伤。

（四）护理措施

1. 生活护理

若患者严重乏力、心悸，应安置其卧床休息；症状好转后，可下床活动，但应注意妥善保护防止发生意外损伤。对能进食的患者，提供含钾的食物如西红柿、西芹、香蕉、柑橙、橘子、杏、桃及粗粮、豆类等。

2. 治疗配合

（1）去因治疗：配合医生去除引起低钾血症的原因。

（2）补钾治疗：能口服者遵医嘱给 10％氯化钾溶液口服。不能口服者遵医嘱给 10％氯化钾加入液体中静脉滴注。静脉补钾应注意：成人尿量＞30～40 mL/h，或＞500 mL/d，方可补钾，遵医嘱控制剂量，一般禁食而无其他丢失，补充生理需要量 2～3 g/d；轻度缺钾补 4～5 g/d；重度缺钾补 6～8 g/d；严重腹泻、急性肾衰竭多尿期等特殊情况也不超过 12 g/d；静脉滴注液含钾浓度一般不超过0.3％，即 1 000 mL 液体中加 10％氯化钾溶液不超过 10 mL/d，速度不宜过快，一般成人静脉滴注含钾溶液的速度宜控制在 60～80 滴/分。

3．病情观察

（1）观察患者意识、呼吸、血压、脉搏、心率、肌力、肌张力、腱反射、腹胀、肠鸣音、尿量等有无好转。

（2）及时做血清钾测定和心电图检查，观察血清钾浓度和心电图有无改善，并注意有无循环功能衰竭或心室纤颤的发生。

4．心理护理

向患者及亲属介绍疾病的相关知识，告知低钾血症是可以治愈的，不要过分忧虑，列举含钾食品，让患者按喜好选择食用，还应鼓励其积极配合治疗原发疾病，以争取及早康复。

5．健康教育

向患者及亲属介绍引起低钾血症的相关因素，如有长时间禁食或进食不足情况时，应及时补充钾盐。介绍饮食是摄入钾盐安全有效的方式，应多食含钾食物。叮嘱患者若感肢体软弱无力，不要下床活动或活动时请人协助，以防止意外受伤。

（五）护理评价

患者有无意外损伤。

二、高钾血症患者的护理

（一）护理评估

1．健康史

（1）有无钾盐摄入过多，如静脉补钾过量、过快或浓度过高，输入大量库血等。

（2）有无钾排出减少，如急性肾衰竭少尿期、使用大剂量抗醛固酮利尿剂。

（3）有无内源性钾增加，如严重挤压伤、大面积烧伤、严重感染、重症溶血等。

（4）有无钾离子分布异常，如酸中毒时，钾离子从细胞内转向细胞外，可使血清钾增高。

2. 身体状况

（1）症状评估：有无手足感觉异常、四肢无力、肌肉轻度抽搐，还应了解原发病的症状及其持续的时间，是否伴有水、其他电解质及酸碱代谢失衡症状等。

（2）护理体检：有无腱反射消失、软瘫或呼吸困难等；有无皮肤苍白、发凉、血压改变、心动过缓、心律不齐等；还应检查原发病体征及有无水、其他电解质及酸碱代谢失衡的体征等。

（3）并发症：重度高钾血症极易出现严重的心律失常而导致心跳骤停。

3. 心理、社会状况

高钾血症的临床症状常常被原发疾病的表现所掩盖，患者和亲属的心理状况主要取决于原发疾病的轻重、缓急，但当其知道合并高钾血症，尤其是知道高钾血症会导致死亡时，心理负担和精神压力会有所加重，甚至产生恐惧心理。

4. 辅助检查

血生化检查钾离子浓度是否升高（＞5.5 mmol/L），有无其他如酸或碱中毒、高钠或低钠、氮质血症等表现。心电图检查有无心律失常、传导阻滞，以及高钾所导致的波形改变，如 T 波高尖、Q-T 间期延长、QRS 波群增宽、P-R 间期延长等。

（二）护理措施

1. 生活护理

安置患者于舒适体位，卧床休息，病情稳定后，指导或协助患者下床活动，但应注意防止意外损伤；遵医嘱禁食含钾食物，选择高热量、高蛋白食物，肾衰竭患者应限制蛋白质的摄入。

2. 治疗配合

（1）去因治疗：配合医生去除引起高钾血症的原因。

（2）降低血钾：主要是遵医嘱用药和配合透析疗法。包括：给予 5% 碳酸氢钠 100～200 mL 或 11.2% 乳酸钠 60～80 mL 静脉滴注，以碱化细胞外液，使钾离子转入细胞内，并增加肾小管排钾；给予 25％葡萄糖溶液 200 mL，每 3～4 g 糖加入 1 U 胰岛素做静脉滴注，可使钾离子转入细胞内，必要时每 3～4h 重复给药；给予阳离子交换树脂（聚磺苯乙烯）口服或灌肠，以此结合消化道内的钾离子，并使其经肠道排出；当血清钾高于 7 mmol/L 时，配合腹膜或血液透析疗法。

（3）纠正心律失常：遵医嘱给予 10％葡萄糖酸钙或 5％氯化钙静脉缓慢注射，可直接拮抗过量钾离子对心肌的抑制作用。

3. 病情观察

（1）观察肌力、腱反射、呼吸、意识、血压、脉搏、心律等有无改善，血清钾浓度和心电图是否恢复正常。

（2）有无心动过缓或其他类型的心律失常，尤其注意大动脉搏动及呼吸情况，以尽早发现心跳骤停，还应观察原发病的症状和体征有无好转或消失。

第三节 代谢性酸中毒患者的护理

一、护理评估

（一）健康史

（1）有无酸生成过多，如严重损伤、腹膜炎、休克、高热、抽搐、饥饿、糖尿病性酮症酸中毒等可使酸性物质生成增多。

（2）有无碱丢失过多，如肠瘘、胰瘘、胆瘘等可使碱性消化液丢失过多。

（3）有无排酸减少，如急性肾衰竭时，排 H^+ 和再吸收 NaHCO$_3$ 受阻，可使血中 [H^+] 增高和 NaHCO$_3$ 降低。

（二）身体状况

1. 症状评估

（1）有无特征性的呼吸改变，即呼吸加深加快，呼气带有酮味（烂苹果味）。

（2）有无表情淡漠、疲乏无力、嗜睡、精神混乱、定向感丧失、木僵、昏迷等中枢神经系统抑制症状。

（3）还要了解原发病的症状及其持续的时间，是否伴有脱水、钾代谢失衡的症状。

2. 护理体检

（1）有无腱反射减低、软弱无力、弛缓性麻痹等神经肌肉症状。

（2）有无心率减慢、心音低、血压下降等改变。

（3）有无皮肤、黏膜改变，如面部潮红、口唇樱红色等。

（4）还要检查原发病的体征，以及有无脱水、钾代谢失衡的体征。

（三）心理、社会状况

患者和亲属的心理状态与原发疾病的病情有关，但出现代谢性酸中毒后，会加重病情，增加治疗和护理的复杂性，增加医疗费用，推迟患者恢复健康的时间，同时也会增加患者和亲属的心理负担和精神压力。

（四）辅助检查

动脉血气分析有无血 pH 和 [HCO_3^-] 降低（pH < 7.35，[HCO_3^-] < 24 mmol/L）、$PaCO_2$ 稍有降低（< 40 mmHg）等代谢性酸中毒改变；血清电解质检查有无钾离子浓度升高；尿液检查是否为酸性尿（pH < 4.5）。还应注意血液检查有无脱水或其他电解质失衡的表现。

二、护理诊断

（一）低效性呼吸型态

与呼吸代偿或呼吸困难有关。

（二）有受伤的危险

与嗜睡、精神混乱、定向感丧失有关。

三、护理目标

（1）患者恢复并维持正常呼吸。

（2）患者不出现意外受伤的表现。

四、护理措施

（一）生活护理

根据原发病情况，安置患者于舒适的卧位，卧床休息。合并脱水的患者，若病情许可应叮嘱其饮水，以增加尿量，促进酸性代谢产物的排出；提供高营养饮食，以提高机体抵抗力。但肾衰竭患者，应遵医嘱限制饮水和高蛋白饮食。

（二）配合治疗

1. 去因治疗

配合医生去除引起代谢性酸中毒的原因，是治疗酸中毒的根本。

2. 补碱性溶液

轻度酸中毒患者，一般静脉输入等渗盐水或平衡盐溶液即可纠正，不需要补碱性溶液。对重症酸中毒患者，遵医嘱给予5%碳酸氢钠溶液静脉滴注。在使用碱性药物纠正酸中毒后，血中钙离子和钾离子浓度会有所降低，应遵医嘱给予补钙和补钾。

（三）观察病情

（1）观察呼吸、脉搏、心律、心音、血压、面色和口唇颜色、头痛、嗜睡等症状和体征有无好转。

（2）定时采血做动脉血气分析和血清电解质测定，以判断代谢性酸中毒是否纠正，有无其他电解质（如钾、钙）代谢失衡。还应观察原发病的症状和体征有无好转或消失。

（四）心理护理

根据患者和亲属的心理状态，进行有针对性的护理，告知代谢性酸中毒是原发疾病的合并症状，在原发疾病得到有效治疗后代谢性酸中毒就会好转，补充碱性溶液也能减轻症状，鼓励其安心接受治疗和护理。

五、护理评价

（1）患者是否恢复并维持正常呼吸。

（2）患者有无意外受伤的表现。

第四节　代谢性碱中毒患者的护理

一、护理评估

(一) 健康史

(1) 有无酸性物质丢失过多,如长期胃肠减压或幽门梗阻伴持续性呕吐等导致酸性胃液丢失,是代谢性碱中毒最常见的原因。

(2) 有无碱性物质输入过多,如纠正酸中毒时过量输注碱性溶液。

(3) 有无低钾血症,其可引起低钾性碱中毒。

(4) 是否用过利尿药物如速尿、利尿酸等,可引起低氯性碱中毒。

(二) 身体状况

(1) 有无特征性呼吸改变,即呼吸浅而慢。

(2) 有无手足抽搐、麻木、腱反射亢进等低钙症状。

(3) 有无头昏、嗜睡、谵妄或昏迷等脑代谢活动障碍的表现。

(4) 有无心律失常、血压下降等循环系统表现。

(5) 还应注意原发疾病的症状和体征及有无水、电解质及混合性酸碱失衡的情况。

(三) 心理、社会状况

患者和亲属的心理状态,与原发疾病的严重程度有关,当出现代谢性碱中毒的症状时,会使其感觉到病情加重,治疗费用增加,住院时间延长,因此会加重其不良心理反应的程度。

(四) 辅助检查

动脉血气分析有无血 pH 和 $[HCO_3^-]$ 增高 (pH $>$ 7.45, $[HCO_3^-]$ 大于 24 mmol/L)、$PaCO_2$ 增高 ($>$ 40 mmHg) 等代谢性碱中毒改变;血清电解质检查有无钾离子浓度降低;尿液检查是否为碱性尿(pH $>$ 7.0),但低钾性碱中毒可出现反常性酸性尿。

还应注意血液检查有无脱水或其他电解质失衡的表现。

二、护理措施

（一）配合治疗

（1）轻症患者，如幽门梗阻丧失胃液所致的低钾、低氯性碱中毒，可输注等渗盐水、氯化钾溶液纠正，必要时做好手术前准备，协助手术治疗，以去除病因。

（2）重症患者（血浆 HCO_3^-] $45\sim50$ mmol/L，pH$>$7.65），必要时遵医嘱做中心静脉置管，将1 mmol/L盐酸 100 mL 溶入生理盐水或 5% 葡萄糖溶液 1 000 mL，经中心静脉导管缓慢滴入（$25\sim50$ mL/h）。

（3）若出现低钙性抽搐，遵医嘱给予 10% 葡萄糖酸钙溶液 10 mL，缓慢静脉推注。

（二）观察病情

观察呼吸、手足抽搐、腱反射及头痛、嗜睡等症状和体征有无好转，每 $4\sim6$h 监测血气分析及血电解质浓度，以判断代谢性碱中毒是否纠正，还应观察原发病的症状和体征有无好转或消失。

第五节　呼吸性酸中毒患者的护理

一、护理评估

（一）健康史

有无导致呼吸功能障碍，使 CO_2 潴留的相关因素：①全身麻醉过深、颅内压增高、高位脊髓损伤、心跳骤停等；②胸壁严重损伤、气胸、血胸等；③喉痉挛、呼吸道异物阻塞等；④肺炎、肺不张、肺水肿及肺部手术等。

（二）身体状况

注意有无呼吸困难、胸闷、发绀、乏力、头痛、谵妄或昏迷等表现。还应注意原发病症状和体征的轻重及持续的时间等。

（三）辅助检查

动脉血气分析有无 pH 降低，二氧化碳分压（$PaCO_2$）升高，因肾脏代偿作用血浆 $[HCO_3^-]$ 略增高。

二、护理措施

（一）治疗配合

（1）主要是治疗原发病，改善通气和换气功能。遵医嘱给予支气管扩张剂、给氧吸入、促进咳痰、使用抗菌药物等，必要时配合气管插管或气管切开，使用呼吸机辅助呼吸。

（2）多数患者在改善换气后酸中毒逐渐自然纠正，不需药物治疗。但对严重患者可遵医嘱给予碱性药物，以提高血液 pH。

（二）观察病情

观察呼吸困难、胸闷、发绀、乏力、头痛、谵妄或昏迷等有无好转或消失；动脉血气分析 pH、$PaCO_2$ 和 $[HCO_3^-]$ 是否恢复正常。还应观察原发病的症状和体征有无好转或消失。

第六节　呼吸性碱中毒患者的护理

一、护理评估

（一）健康史

了解有无高热、癔病、颅脑损伤、呼吸机使用不当等导致肺换气过度，使体内 CO_2 排出过多的有关因素。

（二）身体状况

注意有无呼吸深快或呼吸不规则、肌肉震颤或手足麻木、抽搐及头晕、晕厥、表情淡漠或意识障碍、腱反射亢进等症状和体征。还应注意原发病的症状和体征，及其持续的时间。

（三）辅助检查

动脉血气分析有无 pH 升高及 $PaCO_2$、$[HCO_3^-]$ 降低等改变。

二、护理措施

（一）配合治疗

（1）主要是去除造成过度换气的原因，减少二氧化碳的呼出。可遵医嘱给患者用纸袋罩住口鼻呼吸；若为呼吸机使用不当所致呼吸性碱中毒，应调节呼吸机参数；对危重患者或中枢性原因导致的过度换气，可用药物中断其自主呼吸，由呼吸机进行辅助呼吸。虽给含 $5\%CO_2$ 的氧气吸入有治疗作用，但这种气源不容易获得，使用价值小。

（2）对手足抽搐的患者，遵医嘱给 10％葡萄糖酸钙静脉缓慢注射。

（二）观察病情

观察呼吸深快或呼吸不规则、肌肉震颤或手足麻木、抽搐及头晕、晕厥、表情淡漠或意识障碍、腱反射亢进等症状和体征有无好转或消失；动脉血气分析 pH、$PaCO_2$、$[HCO_3^-]$ 是否恢复正常。还要观察原发病的症状和体征有无好转或消失。

第六章
外科营养支持患者的护理

外科患者常因为疾病或手术打击引起进食不足，导致代谢改变，影响了一个或多个器官功能，并使神经－内分泌系统功能紊乱，从而影响患者的营养状况。营养不良会削弱患者对手术和感染的耐受力，增加手术的危险性，影响疾病康复进程。因此，外科患者的营养支持越来越受到重视，尤其是危重患者，进行必要的营养支持已经成为一项必不可少的治疗措施。通过外科营养支持可以达到以下目的：①改善患者营养状态，提高手术耐受力和效果；②减少患者术后并发症的发生；③提高外科危重患者的救治成功率。外科营养支持，实际上是在手术、创伤、感染后，机体处于高分解代谢状态下对细胞代谢的支持，在很大程度上避免了细胞代谢障碍，有利于机体康复。

一、外科患者机体代谢特点

（一）禁食或饥饿状态下的代谢变化

其主要表现为内分泌、脂肪、蛋白质代谢的变化。在饥饿状态下，机体所需的外源性能量以及营养物质缺乏，体内代谢随之发生一系列的变化以维持生存需要。

1. 内分泌系统变化

内分泌系统的所有组成部分几乎均参与对饥饿的适应性反应，如血糖下降时，胰岛素分泌即减少。为维持血糖水平，胰高血糖素、生长激素、儿茶酚胺等分泌增加，加速肝糖原分解，脂肪酶使脂肪水解增加，以提供内源性能源。同时内分泌变化主要为脑或其他需糖组织供能，使肌肉和脂肪组织对糖的摄取减少。

2．能量储备消耗

机体在无外源性能量供应的情况下，只能动用自身的组织供能，其中肝糖原是首选的功能物质。但肝糖原的储备量小，远远不能满足机体 24h 的需要；而肌糖原只能被肌肉自身利用；蛋白质虽然是体内最多的物质，但由于均以功能性组织的形式存在而不能被大量消耗产生能量；脂肪组织则由于贮存量大，供能密度高，其消耗又与器官功能关系不大，因此饥饿时脂肪组织是最主要的内源性能源。

3．氨基酸代谢及糖异生

饥饿早期，糖是某些重要组织和器官主要或唯一的能量来源。当肝糖原被耗尽后，则主要靠糖异生提供葡萄糖。糖异生的主要底物是氨基酸，持续的糖异生必将使蛋白质被消耗，造成组织或器官功能衰竭甚至危及生命。到饥饿后期，机体产生适应性变化，脑组织逐渐适应由脂肪组织氧化产生的酮体代替葡萄糖作为能量来源。酮体的利用，减少了用于糖异生的蛋白质的分解，使氮的排出量下降至最低水平。

4．脂肪代谢

饥饿时的适应性改变是脂肪氧化功能，肌肉、肾及心脏等可以直接利用游离脂肪酸和酮体。

（二）创伤与感染时机体代谢的改变

创伤和感染在外科很常见。创伤和感染后机体为维持生命，常通过神经－内分泌系统来调节全身代谢，使机体处于应激状态，其结果是能量和蛋白质、脂肪代谢发生变化，表现为以分解代谢为主，静息能量消耗增加。

1．能量代谢增高

创伤和感染后的机体，由于应激状态的影响，交感神经高度兴奋，心率和呼吸加快；肝糖原异生作用加强，糖的生成成倍增加，而不被胰岛素抑制，此即胰岛素阻抗现象，加上组织对葡萄糖的利用减少，最终导致高血糖。

2. 蛋白质分解加速，尿氮增加，出现负氮平衡

创伤时蛋白质的分解和合成均增加，但分解代谢高于合成代谢，如同时存在饥饿现象时，蛋白质的分解代谢更加明显。体内蛋白质分解的加速，导致尿氮增加，出现负氮平衡。

3. 脂肪动员增加，体重减轻

应激状态下脂肪的动员加速，从而成为体内主要的能量来源。组织对脂肪的利用增强，使血内脂肪酸和甘油水平均有增高。

创伤或严重感染时，能量需求可增加 100%～200%。另外，手术也是一种创伤，较大手术后的分解代谢期，一般要持续 3～7 天，期间患者处于负氮平衡状态，热量消耗增加。

（三）创伤与感染时患者的营养支持

全胃肠外营养（TPN）技术目前已广泛应用于临床，为外科患者的饥饿性营养不良提供了较为理想的营养支持。但早期 TPN 主要是以高渗葡萄糖提供热源、以蛋白质或氨基酸提供氮源。此种方法不易彻底纠正负氮平衡，还有产生呼吸衰竭、肝功能损害、高糖高渗非酮性昏迷等并发症的危险。随着人们对机体在严重应激下代谢亢进及饥饿性代谢反应的区别，提出了代谢支持的治疗方法。

营养支持与代谢支持是 TPN 应用和研究中先后出现的两个不同概念。代谢支持是营养支持在代谢亢进患者具体应用中的发展。应用原则是：①支持的底物由糖类、脂肪和氨基酸混合组成；②减少葡萄糖负荷，40% 的非蛋白热量由脂肪乳剂供给；③每天蛋白质供给增至 2～3 g/kg；④每天提供的非蛋白热量为 146～167 kJ/kg，热量与氮的比不超过 418：1。

二、营养需要量

正常机体对蛋白质、能量、水、电解质、微量元素及维生素有基本的生理需要量，主要来源为食物中的三大营养物质：糖、脂肪、蛋白质。其中糖是机体的重要能量来源，占所需能量的 50%～60% 左右；脂肪是体内主要的能量储备，在必要的时候可以迅速被动员进行氧化，以提供能量；蛋白质是机体结构的主要

成分，一般情况下不能作为能量利用，不同年龄、性别的人生理需要量有一定的差异，正常成人一般每天需要能量约为 7 533 kJ。

1. 糖类

糖类重要的来源是每日膳食中的淀粉，它在消化道中被彻底水解为葡萄糖后吸收入血，再进行氧化，成为外源性供能方式，每 1 g 糖完全氧化分解可以产生 17 kJ 能量。

2. 脂肪

脂肪又称为三酰甘油。食物中的脂肪经消化道脂肪酶的作用，分解成甘油和脂肪酸，并在胆汁酸的作用下形成水溶性的混合微团后被肠黏膜细胞吸收入血，供给全身组织摄取利用。脂肪的主要生理功能是氧化产生能量，1 g 脂肪完全氧化所释放的能量为 39 kJ。正常饥饿时，以脂肪作为主要供能物质，禁食1～3 天后由脂肪供给的能量可达身体所需能量的 85％左右。

3. 蛋白质

蛋白质的主要生理功能有：①构成组织细胞的主要成分，尤其是儿童阶段生长发育迅速，必须摄取足够的蛋白质才能维持生长和发育的需要，成年人维持组织更新也需要一定量的蛋白质，组织创伤时需要大量的蛋白质作为修复的原料；②产生一些生理活性物质，如酶、多肽类激素、神经递质以及免疫球蛋白等；③氧化供能，一般情况下机体极少利用蛋白质氧化供能。

4. 维生素

维生素是维持人体健康必需的营养要素，在体内仅能合成很少种类和数量，远远不能满足机体需要，必须从食物中摄取。维生素既不构成组织，也不能氧化供能，其主要作用是调整物质代谢、促进生长发育和维持机体生理功能。根据维生素的性质可以分为水溶性和脂溶性两大类，其中水溶性维生素在体内几乎没有储备，每日必须经食物摄入。各种维生素的需要量见表 6-1。

5. 无机盐

体液中的无机盐对维持机体内环境的稳定及营养代谢过程有特殊作用，其中关系最密切的是钾和钠，另外，镁是许多酶的激活剂，在代谢中也有重要作用，由于新陈代谢，每天都有一定数量的无机盐以各种途径排出。因而必须通过膳食予以补充。各种无机盐的需要量见表 6-2。

表 6-1　成人各种维生素需要量

水溶性维生素	需要量（mg/d）
维生素 B_1	25
维生素 B_2	25
维生素 PP	200
泛酸	50
维生素 B_6	50
叶酸	2.5
维生素 B_{12}	5
维生素 C	100

表 6-2　成人无机盐的需要量

无机盐	需要量（mmol/d）
钠	100～126
钾	60～80
钙	5～10
镁	7.5～12.5
磷酸盐	30

6. 微量元素

机体除需要糖、脂肪、蛋白质和无机盐外，还需要具有重要生理作用的微量元素，主要有铁、锌、铜、硒和锰等。微量元素的主要作用是参与酶的合成、抗体合成以及促进伤口愈合等，有些微量元素如锌，除参与 100 多种酶的组成外，还能影响毛发生长及伤口愈合；铜也是酶的成分，不仅与抗体生成有关，还可影响铁的代谢。正常成年人微量元素的需要量见表 6-3。

表 6-3　正常成人微量元素需要量

微量元素	需要量（/d）
锌	10 mg
铜	0.5 mg
铬	20 μg
硒	70 μg
锰	2 μg
铁	25 μg

三、外科患者营养状态评估

在对患者进行营养支持之前，首先需要对其营养状况进行评估，以确定患者是否需要进行营养的支持，并为营养支持后的效果评价提供依据，治疗后的评估主要是了解营养支持的效果。

（一）营养不良的分类

（1）成人干瘦型营养不良：成人干瘦型营养不良主要由热量摄入不足引起。

（2）低白蛋白血症性营养不良：低白蛋白血症性营养不良主要由蛋白质摄入不足或丢失过多，而热量摄入正常或较多引起，主要表现为血清白蛋白和转铁蛋白等浓度降低，免疫功能受损，而其他测量指标仍正常或高于正常。

（3）混合型营养不良：混合型营养不良是最严重的一类营养不良，蛋白质和热量的摄入均不足，常见于晚期肿瘤患者和消化道瘘等患者，表现为低蛋白血症，各项检验指标均低于正常。

（二）营养状态评估内容

外科患者营养状态评定有助于了解患者应激时的代谢变化，确定营养不良的程度和类型，制定营养支持的方案及监测营养治疗的效果。

1. 体重测定

体重的测量简单易行，一般可以直接反映机体的营养状况。标准体重与性别、身高及体型有关，可查表获得或用以下公式推算：

身高＞165 cm 者：标准体重（kg）＝（身高－100）×0.9

身高＜165 cm 者：男性标准体重（kg）＝（身高－105）×0.9

女性标准体重（kg）＝（身高－100）×0.9

如果不存在水、电解质紊乱的影响，体重的变化基本上可以客观反映患者的营养状态，尤其是实际体重和标准体重之比更有意义。实际体重与标准体重比值在 80％～90％之间，为轻度营养不良；比值在 60％～80％之间，为中度营养不良；比值低于 60％时则为重度营养不良。

2. 三头肌皮皱厚度

三头肌皮皱厚度是用特制夹子以一定夹力（10 g/mm²）捏住肩峰与尺骨鹰嘴连线中点处的上臂伸侧皮肤，测定其厚度，是间接测定机体脂肪贮存的一个指标。

3. 上臂中部肌肉周径

计算方法为：上臂中部肌肉周径（cm）＝上臂中部周径（cm）－三头肌皮皱厚度（cm）×3.14。实际值低于标准值的80％时，即存在营养不良；低于 60％为严重营养不良。

4. 内脏蛋白测定

（1）血清转铁蛋白量：由于转铁蛋白的半衰期为 8 天，可以较敏感地反映营养不良状况。用放射免疫法直接测定或通过测定总铁结合力，用下列公式推算：

转铁蛋白＝总铁结合力×0.8－43

正常值为 2.4～2.8 g/L。如在 1.5～1.75 g/L 之间为轻度营养不良；1.0～1.5 g/L 为中度营养不良；小于 1.0 g/L 为重度营养不良。

（2）白蛋白：血浆白蛋白是临床判断营养状态常用的指标，浓度低于 35 g/L 提示营养不良。但由于其半衰期较长，对营养状况的反映不如转铁蛋白敏感。

5. 淋巴细胞总数

周围血液中淋巴细胞总数＝白细胞总数×淋巴细胞百分率，

低于 1 500 个/mm^3 提示有免疫功能不良。

6. 氮平衡

氮平衡常用于营养治疗中观察营养摄入是否足够和了解分解代谢的演变，虽然不够精确，仍是目前动态监测营养治疗效果的最好办法，其变化基本上与营养状态呈平行关系。方法：收集患者 24h 尿液测定尿素氮的量。

24h 尿内尿素氮（g）＝尿素氮（g/L）×24h 尿量（L）

24h 排出氮量（g）＝24h 尿内尿素氮（g）＋3 g（代表从尿、肺、皮肤等损失的非尿素氮）。每排便一次，在公式中加 1 g（粪便中丧失的氮）。

24h 摄入氮量＝蛋白质摄入量（g）÷6.25（6.25g 蛋白质＝1 g 氮）

氮平衡＝24h 摄入氮量－24h 排出氮量

当摄入氮量大于排出氮量时为正氮平衡，反之为负氮平衡。

第一节　肠内营养患者的护理

肠内营养是指经胃肠道给予（或补充）人体代谢所需要的各种营养物质，包括氨基酸、糖类、脂肪、维生素及微量元素等。肠内营养有助于维持肠黏膜细胞结构和功能的完整性，保护肠黏膜屏障，降低肠源性感染发生率，提高治疗效果。由于营养物质经由肠道和门静脉吸收，可被机体很好地利用，其过程符合人体生理，并发症少，而且经济、安全。所以，只要肠道存在功能，应首选肠内营养。

一、适应证

（一）胃肠道功能正常，但食物摄入不足或不能经口进食者

（1）经口进食障碍者：如昏迷或口腔疾病，咽喉及食管手术患者。

（2）慢性消耗性疾病者：如恶性肿瘤患者。

（3）高代谢状态者：如复杂大手术后，严重创伤或危重病症（非胃肠道疾病）患者。

（4）肝肾功能不良、肺功能不全及对糖不耐受的患者等。

（二）胃肠道功能不良者

如急性坏死性胰腺炎、炎性肠病、消化道瘘及短肠综合征等。

二、禁忌证

（1）完全性肠梗阻。

（2）严重腹泻。

（3）消化道活动性出血。

（4）远段高流量肠瘘。

（5）肠道或腹腔感染。

（6）严重消化吸收不良。

（7）休克。

（8）严重短肠综合征进行肠内营养失败。

（9）存在不能用药物控制的恶心、呕吐。

（10）经口进食障碍且无法置入喂养管者。

三、实施途径及输注方法

（一）肠内营养的实施途径

肠内营养包括口服和管饲两种途径。

1. 口服

口服是营养摄入的首选途径。可刺激唾液的分泌，利于食物消化，且具有一定的抗菌作用，故优于管饲。当患者因进食不足造成营养缺乏时，应考虑口服补充营养制剂。

2. 管饲

（1）鼻胃管：即经鼻将喂养管末端放置至胃。适于短期（＜4周）肠内营养支持者。

（2）鼻肠管：包括经鼻十二指肠导管和经鼻空肠导管。鼻肠管主要适用于短期肠内营养支持（＜4周）、存在误吸风险、经胃喂养不耐受或不能经胃喂养（如胰腺炎等）者。

置管方法：鼻肠管置入可借助导丝或内镜引导，将导管末端经幽门送入十二指肠，也可利用螺旋导管前端的重力和促胃动力药物作用实施盲插，导管末端位置应到达屈氏韧带下 30～60 cm处。

（3）胃造口：适于肠内营养支持预计时间＞4周，吞咽困难、长期机械通气、口咽部及食管手术围术期、上消化道肿瘤者。

置管方式主要有三种：经皮内镜下胃造口（PEG）置管术、透视下胃穿刺造口置管术及外科胃造口置管术。

（4）空肠造口：于腹壁上开口，将空肠造口管置于肠道内，进而给予营养物质。适用于需长期进行肠内营养支持者。

（二）肠内营养的输注方式

1. 顿服输注

类似于少量多餐。在特定时间间隔内，将肠内营养液用喂食器分次缓慢注入（一般每天 4～6 次），每次 100～300 mL，于10～20 分钟内输注完毕。由于营养液进入胃内较快，易引起胃肠道反应。适用于导管末端在胃内且胃肠功能基本正常的患者。

2. 间断输注

与顿服相似，但输注时间相对更长。将输注营养液的管道和喂养管连接，利用重力作用缓慢滴注。每次于 2～3 小时内输完，间隔时间为 2～3 小时。多数患者可耐受，但不建议用于导管末端在小肠的患者。

3. 周期性输注

晚上输注，白天不输注，鼓励患者白天经口进食。

4. 连续输注

在 12～24 小时内连续滴注。可利用肠内营养泵配合加温器进行，有利于保持速度和温度的恒定，便于监测、管理。适用于肠内营养耐受性较差、胃肠功能不全、经十二指肠及空肠造口进行肠内营养的患者。

四、护理措施

（一）管道护理

1. 妥善固定

注意观察导管体外的标记。经鼻置管者，应先将导管固定于鼻尖部，再用"高举平抬"法将导管妥善固定于面颊部；造口置管者，其导管是用缝线、盘片或水囊固定于腹壁，患者翻身或床上活动时，要注意预防管道受压、打折、扭曲甚至脱出。

2. 明确导管末端位置

确定导管位置的金标准是 X 线检查。另外，还可利用 pH 试纸测量回抽液酸碱度或目测回抽液性质来辅助判断导管末端位置。

注意：胃液 pH 的平均值为 4.32，偏酸；十二指肠液 pH 的平均值为 7.8，偏碱。胃液多为无色、草绿色或棕色，有轻度的酸味；十二指肠液多为黄色，较为黏稠，没有团絮状物。

3. 预防导管堵塞

对连续输注者，至少每隔 4 小时用 30 mL 温水脉冲式冲管一次；固体药物要充分研磨和溶解；每次输注药物或营养液前后均应用 10～30 mL 温水冲洗管道，以减少药物对导管的腐蚀或堵塞。一旦发生堵管，应立即用 20 mL 温开水反复脉冲式冲管。必要时，更换喂养管。

注意：堵管进行冲洗时，要将反流到注射器内的营养管内沉积物连同冲洗液一并丢弃，重新抽取温开水进行冲管。

（二）常见并发症的观察及护理

1. 腹泻

腹泻是肠内营养最常见并发症。肠内营养初期胃肠道容易激惹，营养液输注过快、温度过低或浓度过高，均易导致腹泻。长时间禁食，肠黏膜萎缩导致消化吸收不良，亦容易引发腹泻。

观察：询问大便次数、排便量及粪便性质；注意听诊患者的肠鸣音；严重腹泻者要注意观察肛周皮肤情况，有无红肿、破溃、糜烂等。

护理：需注意以下几项。

（1）进行肠内营养时，严格遵循"浓度从低到高、喂养量从少到多、输注速度由慢到快"的原则进行。

（2）在营养液配制和使用过程中，严格遵守无菌操作原则，现配现用。

（3）保持适宜的输注温度，可应用营养泵和持续加温器，以保持恒温、匀速输注。

（4）营养制剂选择：推荐使用含可吸收性纤维素和益生菌的制剂，尽量避免食物中含有短链碳水化合物，减少或不使用会引起腹泻的药物。对乳糖不耐受者，可使用无乳糖配方营养液。

（5）发生腹泻时，要及时找出原因，尽早治疗，并加强肛周皮肤护理。

2. 误吸

指胃、食管、口腔或鼻腔内物质经咽部进入气道的过程，是肠内营养最严重的并发症。

主要原因：①胃排空不良，胃液及营养液反流。②喂养管径不合适。管径越粗，对食管下段的扩张作用越明显，发生反流、误吸的风险也相应增加。③幼儿、老人、病情危重、呼吸道疾病者，因呼吸功能和神经肌肉功能较差，导致吞咽反射功能不良，易发生营养液反流，引起误吸。

观察：注意患者是否突然出现呼吸道症状，如咳嗽、呛咳或咳出营养液类似物；吞咽后是否出现声音嘶哑；有无呼吸困难、呼吸急促或发绀等表现。发生上述情况，应怀疑误吸可能。

护理：需注意以下几项。

（1）对于意识障碍者，尤其是神志不清、格拉斯哥评分＜9分及老年患者，在行肠内营养前翻身，并将呼吸道分泌物吸净，可有效降低误吸发生率。

（2）选择管径适宜的喂养管进行鼻饲，成人可选择 14 号胃管。

（3）胃内残余量每 4 小时测定一次，若残余量＞150 mL，应延缓肠内营养的使用。

（4）肠内营养行人工气道者需每隔 4 小时进行一次声门下吸引。

（5）注意及时检查患者有无腹胀、反流等误吸的危险因素，每 4 小时听诊肠鸣音一次。

（6）发生误吸时，鼓励和刺激患者有效咳嗽，及时排出吸入物，必要时经鼻导管或气管镜清除吸入物。

3. 胃潴留

指以胃排空障碍为主要表现的胃动力紊乱综合征。主要由胃张力减退，蠕动减少或消失引起。

观察：注意患者是否有上腹饱胀、反酸、嗳气、呕吐食物或胆汁等表现。

护理：需注意以下几项。

（1）导管末端在胃者，应利用顿服或间歇输注；导管末端在幽门后者，最好采用连续输注方式进行喂养。

（2）肠内营养全过程（尤其经胃），最好采取半卧位，床头抬高至少 30°～45°。

（3）颅脑重度损伤者，宜经空肠进行肠内营养。当经幽门后喂养出现胃潴留时，应进行胃管减压。

（4）监测胃残余量：经胃喂养者，首个 48 小时内应每 4 小时监测 1 次胃残余量；达到目标速度后应每隔 6～8 小时监测 1 次残余量；当胃残余量＞200 mL，可应用促进胃肠蠕动的药物，如复方甲氧氯普胺（胃复安）、多潘立酮（吗丁啉）等；当胃残余量＜500 mL 时，若无不耐受的其他表现，不应终止肠内营养。

4. 便秘

摄入水量不足或营养物质稀释水量过少、饮食结构欠规范、长期卧床或活动较少等都会增加便秘的风险。

观察：注意询问患者的排便状况，有无排便困难、腹胀、腹痛等表现。

护理：需注意以下几项。

（1）肠内营养液中适量添加可溶性膳食纤维，以增加排便次数和量。

（2）保证充足水分摄入，适当增加活动量，促进肠蠕动，改善便秘。

5. 高血糖或低血糖

病情危重者常由于胰岛素抵抗等因素而发生应激性高血糖；肠内营养过程中静脉使用胰岛素者，可因胰岛素调控不当而导致高血糖或低血糖的发生。

观察：注意患者有无尿量增多、心率加快、呼吸缓而深等表现，准确监测血糖，以及时发现高血糖。若患者出现面色苍白、虚汗、心率加快、昏迷等表现，警惕低血糖发生，应立即监测血糖水平。

护理：需注意以下几项。

（1）对使用肠内营养，尤其是病情危重者，应采用静脉血糖和（或）快速末梢血糖监测其血糖波动情况，尽量将目标血糖控制在6.1～10 mmol/L范围内。

（2）对于危重患者，持续静脉胰岛素治疗较皮下给药效果好，但要注意根据患者血糖变化及时调整胰岛素用量。

6. 鼻、咽部、食管黏膜及皮肤损伤

观察：患者鼻、咽部及食管黏膜有无破溃或感染等表现，面部皮肤有无粘膏过敏或皮炎，造口周围皮肤有无红肿、破溃、糜烂等。

护理：需注意以下几项。

（1）经鼻留置喂养管者，应选用细软材质的喂养管，同时将油膏涂抹于鼻腔黏膜起润滑作用，以防鼻咽部黏膜因长期受压形成溃疡。

（2）经胃、空肠造口进行肠内营养者，要注意保持造口周围皮肤的清洁、干燥，防止皮肤损伤。

五、注意事项

肠内营养过程中，要注意控制好"六度"。

（一）浓度

尽量使用等渗性营养液，利于患者耐受。

（二）速度

注意匀速输注，可使用肠内营养泵由慢到快输注。一般情况下，泵输注速率按胃 50～150 mL/h、空肠 20～100 mL/h 的速度进行。

（三）温度

保持营养液温度在 38～40 ℃之间，有条件可使用持续加温器，保证温度恒定。

（四）角度

肠内营养过程中，须将床头抬高 30°～45°，并在营养液输注结束后半小时内继续采取半卧位。

（五）清洁度

营养液的配制和输注过程中严格遵守无菌操作原则，注意手和器具的卫生（尽量采用一次性输注装置），避免过度使用抗菌药物。

（六）合适度

依据患者病情、胃肠功能等，选择合适的置管方式、营养液剂型及输注方式。

六、关键点

（1）肠内营养时床头抬高 30°～45°，结束后半小时内采取半卧位，可有效避免误吸和呕吐。

（2）喂养前保证导管末端在准确位置，可预防因导管移位所致的相关并发症。

（3）肠内营养过程中，若静脉使用胰岛素，准确监测血糖并根据营养液输注状况调整胰岛素用量，可有效预防高血糖或低血糖的发生。

第二节　肠外营养患者的护理

肠外营养是指经静脉途径为无法通过胃肠道摄取和利用营养物质或通过胃肠道不能满足自身代谢需要者提供各种营养素。当患者禁食，所需营养素全部经静脉途径提供时，则称之为完全肠外营养。

一、适应证

一般来说，若患者无法经口或经口进食受限超过 5～7 天，均可给予肠外营养支持。包括：

（一）无法经胃肠道进食者

如胃肠道梗阻，高流量消化道瘘，严重腹泻及顽固性呕吐，急性坏死性胰腺炎等。

（二）高分解代谢者

如严重创伤，腹部大手术后，严重感染，大面积烧伤等。

（三）需要较快改善营养状况者

如严重营养不足的肿瘤患者，重要器官功能不全患者，大剂量化疗、放疗或接受骨髓移植者。

二、禁忌证

（1）胃肠道功能正常，可耐受肠内营养或 5 天内可恢复胃肠功能者。

（2）休克者。

（3）凝血功能异常者。

（4）严重水、电解质、酸碱失衡者。

三、实施途径及输注方法

（一）肠外营养的实施途径

1. 周围静脉途径

适用于短期肠外营养（＜2 周），中心静脉置管禁忌或不可实施以及导管发生感染者。此方式简便易行，并发症较少。连续输注时间不应超过 10～14 天。

2. 中心静脉途径

(1) 经外周中心静脉置管 (peripherally inserted central cathe-ter, PICC)：适用于肠外营养持续＞3 周 (导管在体内留置一般不超过 1 年)，营养素输入量较多，营养液渗透压超过 600 mOsm/L 及居家行肠外营养者。PICC 常用置入静脉有贵要静脉、肘正中静脉或头静脉。贵要静脉管径较宽、易置入，可避免气胸等置管并发症，但增加了上肢深静脉血栓、插管错位发生率及操作难度。

注意：PICC 置管及置管后护理应由受过专门训练，并取得相应资质的护理人员执行。

(2) 经锁骨下静脉置管：留置时间较 PICC 的短。适用于严重创伤、休克和急性循环功能衰竭的危重患者、需长期输液以及全胃肠外营养支持患者。锁骨下静脉置管易于活动和护理，但置管错位率和并发症发生率较高，如气胸、血胸、中心静脉狭窄等。

注意：经锁骨下静脉置管技术要求较高，须由临床专业医生执行。

(3) 经颈内静脉置管：该置管不影响患者日常活动，但留置时间较 PICC 短。穿刺时易造成动脉损伤、局部血肿及感染等。

(4) 经股静脉置管：该部位活动度大，导管不易固定，患者活动也不方便。故较少用。

(5) 静脉输液港：又称植入式中央静脉导管系统，简称输液港，是一种能植入人体皮下，并可长期留置的静脉输液装置。适用于长期间歇性静脉输注者。

(二) 肠外营养的配制与输注

1. 全营养液的配制

(1) 将水溶性维生素加入到葡萄糖液中。

(2) 将电解质溶液分别加入到葡萄糖液和氨基酸液中。

(3) 将脂溶性维生素加入到脂肪乳制剂中。

(4) 将氨基酸及葡萄糖液混入专用营养袋内。

(5) 把脂肪乳制剂混入专用营养袋内，混合均匀，即可输注。

2. 营养液输注

需用全营养混合液进行输注，极少采用单瓶输注。

（1）输注方式：全营养混合液是将各营养素配制于 3L 专用营养袋中，又称为全合一营养液。近年来，市场上已有将全合一营养液制成两腔或三腔袋的产品，在各腔内分别装入葡萄糖、氨基酸及脂肪乳剂，并用隔膜分开，使用前只需将隔膜撕开使各成分混合均匀即可输注。

（2）合理安排输液顺序：合理安排静脉营养液与其他药物的输入顺序，避免将营养液与不相容药物配伍输注；妥善安排输注时间，按时按量均匀输注。

注意：全营养液属于多种营养物质的混合物，其理化性质不稳定，配制顺序不正确或存储时间过长，都可能形成沉淀，影响营养液的质量。因此，要严格遵守配制顺序进行操作，并做到现配现用；若不能及时输注，应保存于 4℃ 的冰箱内。配制好的营养液应在 24 小时内完成输注。

四、中心静脉管道护理

中心静脉管道置入较深，留置时间较长，维护费用较高，更是患者营养摄入主要途径。其护理要点如下：

（一）妥善固定

每日查看导管体外长度，防止移位或脱出；确保输注装置和各接头连接紧密。

（二）及时换药

穿刺 24 小时后消毒置管部位皮肤，更换敷料并标注具体时间，以后按各导管具体要求及时换药或更换敷料（PICC、输液港每周换药，其他中心静脉导管隔日换药）。当局部出现异常情况时，如敷料潮湿、被污染或贴膜松动等，应及时消毒并更换。

（三）观察及预防感染

注意患者有无发热、寒战，穿刺部位有无红肿、渗出等表现。怀疑导管相关性血流感染者，应做营养液和血液细菌培养，更换输液装置。观察 8 小时后，若患者发热仍未消退，应及时拔除中心静脉导管，并将导管尖端送检。

（四）确保通畅

每次输液前应消毒肝素帽接头处，每周更换肝素帽；输液前，先回抽血，保证管路通畅后再输注药物，严禁用力推注；输液后，用20 mL生理盐水脉冲式冲管，长时间输注肠外营养液者，应至少每4小时冲管1次；当输液结束或外出检查需要暂停输注时，应采用正压封管方式进行封管。

（五）拔管

当患者治疗全部结束、导管堵塞不能再通或出现导管相关性感染时，应拔除中心静脉导管。导管的拔除应由经过专业培训，具有相应资质的护士进行。

五、常见并发症的观察及护理

（一）机械性并发症

常见有气胸、空气栓塞、导管异位或堵塞、导管栓子、血管和（或）神经损伤、胸导管损伤、血栓性静脉炎等。

观察：置管过程中注意观察患者有无胸痛或呼吸困难等表现；输注营养液过程中有无输注速度减慢或输注泵频繁报警等情况；冲管是否顺利、能否回抽出血液等。

护理需注意以下几点。

（1）置管必须由经过专业训练并取得相应资质的医务人员进行。

（2）尽量选择满足治疗需要的最小号导管。

（3）置管过程中，如患者出现持续胸痛或呼吸困难，应停止置管并行X线摄片，以明确是否发生气胸。

（4）在穿刺、输液、更换输液瓶（袋）、冲管以及导管拔除过程中，应严格遵守操作流程，防止空气进入血液，引发空气栓塞。

（5）在应用不相容的药物或液体前、后冲管，确保导管畅通；如果导管堵塞不能再通，不可强行推注通管，应拔除或更换导管。

（6）严格按照导管护理要求规范操作，加强临床观察。

（二）感染性并发症

1. 局部感染

观察：患者置管侧肢体局部皮肤有无触痛，伴红肿、渗出或硬块，有无酸胀或疼痛，臂围是否增大。

护理需注意以下几点。

（1）穿刺置管及导管的日常维护过程中，严格遵循无菌操作原则，做好插管处局部皮肤的消毒和护理。

（2）根据导管类型要求及时换药，贴膜松动、卷边，敷料潮湿或被污染时，要及时消毒并更换。

（3）当发生局部感染时，要依据感染严重程度进行处理。若为轻微局部皮肤感染，应加强观察，更换贴膜。若感染加重，可局部用使用抗菌药物软膏（如醋酸曲安奈德软膏等），然后用纱布覆盖，每日更换。

2. 导管相关性血流感染

观察：患者有无高热、寒战、乏力等全身性表现。如出现上述表现而又找不到其他感染病灶解释时，则高度怀疑导管相关性血流感染存在。

护理需注意以下几点。

（1）操作人员应熟练掌握置管和导管护理技术，置管时采用最大无菌防护区。

（2）选择合适置管位置：锁骨下静脉是首选部位。下肢穿刺造成的感染危险度较上肢高。

（3）合理选择导管类型：聚亚安酯和特氟纶导管较聚乙烯和聚氯乙烯导管的感染危险性低。

（4）按照导管维护要求进行日常护理，规范换药。

（5）尽量采用非缝合式固定方法，防止导管滑动。采用透明或半透明聚亚安酯敷料覆盖，便于观察。当穿刺处有渗血时，可采用纱布覆盖，每日更换。

（6）肠外营养输注过程中，若患者出现高热、寒战等症状且未找到感染灶时，则考虑导管相关性血液感染。应立即拔管，改用周围静脉给予营养支持，并将经导管抽取的血标本、导管尖端、导管出口渗出液及外周血标本送检。一般情况下，拔管后患者体温较快恢复正常，若患者持续发热且血培养阳性，应给予全身应用抗菌药物治疗。

3. 肠源性感染

因肠外营养时间过长，胃肠道缺乏食物刺激导致胃肠激素分泌紊乱，引起肠黏膜上皮萎缩、变稀及皱褶变平，肠屏障功能受损，肠道内细菌和毒素移位，引发感染。肠源性感染主要在于预防，当患者胃肠功能逐渐恢复，应遵循快速康复外科理念，尽早开始肠内营养。

（三）代谢性并发症

1. 高血糖和高渗性昏迷

肠外营养过程中，患者常因原发疾病、应激状态、糖尿病等因素产生一定程度胰岛素抵抗。营养液内葡萄糖浓度过高或输入过快，可导致短期内大量葡萄糖摄入，机体不能利用而发生高血糖。

观察：加强血糖监测，注意患者有无血糖异常升高、脱水、渗透性利尿、电解质平衡失调及神志异常等表现。当血糖浓度超过40 mmol/L可导致高渗性昏迷的发生。

护理需注意以下几点。

（1）肠外营养时，要按计划均匀输注营养液，注意控制输液速度。

（2）严格遵医嘱在营养液中添加胰岛素，并且按时摇晃营养袋，以减少营养袋对胰岛素的吸附，保证用药剂量。

（3）一旦发生高血糖或高渗性昏迷，应立即停止输注葡萄糖液或含糖量较高的营养液并报告医生；遵医嘱输入低渗盐水以降低渗透压，同时应注意避免血浆渗透压下降引起急性脑水肿；依据血糖水平应用胰岛素控制血糖。

注意：准确控制输液速度和量，避免血糖下降过快导致急性脑水肿的发生。

2. 低血糖

肠外营养过程中胰岛素使用量过大或高浓度葡萄糖持续输注刺激机体分泌胰岛素，当葡萄糖输注突然停止时会导致患者出现低血糖。

观察：注意患者有无脉搏加快、面色苍白、四肢湿冷等低血糖表现。

护理需注意以下几点。

（1）遵医嘱合理调节和使用胰岛素。

（2）肠外营养时不宜突然停止营养液输注，可用等渗葡萄糖液作为过渡，再终止肠外营养。

（3）当患者出现脉搏加快、面色苍白、四肢湿冷等表现时，应立即监测血糖。一旦确认低血糖，立即报告医生并协助处理。

3. 脂肪代谢紊乱

主要与营养液中脂肪配方不合理，脂肪乳剂输入速度过快或输入总量过多有关。

观察：注意患者有无发热、急性消化道溃疡、血小板减少、溶血、肝脾肿大等表现。

护理需注意以下几点。

（1）在配制营养液时应根据病情遵循个体化原则进行。

（2）当患者出现上述表现，可考虑为脂肪超载综合征，应立即停止输注脂肪乳剂。一般认为，当血甘油三酯＞3.4mmol/L时，宜减缓输注速度。

4. 肝功能异常

主要由葡萄糖超负荷引起肝脂肪变性而导致肝功能异常，另外必需脂肪酸缺乏、肠道长时间缺乏食物刺激、体内谷氨酰胺缺乏以及肠黏膜屏障功能受损导致内毒素移位也是肝功能异常的相关因素。

观察：表现为转氨酶升高、碱性磷酸酶升高、高胆红素血症等。

护理：尽早减量或停用肠外营养，尽可能早期恢复肠内营养；

定时行超声检查，以观察有无胆汁淤积；采取双能源，以脂肪乳剂替代部分能源后，减少葡萄糖用量，更换氨基酸制剂或停用TPN 1～2 周后，这种并发症可得以逆转。

六、关键点

（1）按正确顺序配制营养液，现配现用，是保证营养液稳定性的有效措施。

（2）规范的置管和导管维护，是减少导管并发症的关键。

（3）导管拔除应由经过专业训练并取得相应资质的护士进行。

第七章

甲状腺与乳腺疾病患者的护理

第一节　甲状腺功能亢进症患者的护理

一、概念

甲状腺功能亢进（简称甲亢）是由于甲状腺激素分泌过多引起的内分泌疾病，对人体身心都造成很大影响。女性患者多于男性，男女比例约为1：4。甲亢分为原发性、继发性和高功能腺瘤三类。原发性甲亢：最常见，指在甲状腺肿大的同时出现功能亢进症状，患者多在20～40岁之间。继发性甲亢：较少见，指在结节性甲状腺肿基础上发生甲亢，患者先有结节性甲状腺肿大多年，以后才逐渐出现功能亢进症状，多发于单纯性甲状腺肿的流行地区，年龄多在40岁以上。高功能腺瘤：少见，腺体内有单个的自主性高功能结节，结节周围的甲状腺组织呈萎缩改变。

二、临床表现

（一）甲状腺肿大

一般不引起压迫。由于腺体内血管扩张、血流加速，可触及震颤，闻及杂音，尤其在甲状腺上动脉进入上极处更为明显。原发性甲亢的腺体肿大多为弥漫性，两侧常对称，而继发性甲亢的肿大腺体呈结节状，两侧多不对称。

（二）交感神经功能过度兴奋

患者常多语，性情急躁，容易激动，失眠，双手常有细而速的颤动，怕热，多汗，皮肤常较温暖。

（三）眼征

典型者双侧眼球突出、眼裂增宽、瞳孔散大。个别突眼严重者，上下眼睑难以闭合，甚至不能盖住角膜。其他眼征可有：凝视时瞬目减少，眼向下看时上眼睑不随眼球下闭，两眼内聚能力差等。原发性甲亢常伴有眼球突，故又称"突眼性甲状腺肿"。

（四）心血管功能改变

多诉心悸、胸部不适；脉快有力，脉率常在 100 次/分钟以上，休息和睡眠时仍快；收缩期血压升高、舒张期血压降低，因而脉压增大。其中，脉率增快及脉压增大尤为重要，常可作为判断病情严重程度和治疗效果的重要标志。如左心逐渐扩张、肥大可有收缩期杂音，严重者出现心律失常、心力衰竭。继发性甲亢容易发生心肌损害。

（五）基础代谢率增高

其程度与临床症状的严重程度平行。食欲亢进反而消瘦，体重减轻，易疲乏，工作效率降低。有的患者还出现停经、阳痿等内分泌功能紊乱或肠蠕动亢进、腹泻。极个别病例伴有局限性胫前黏液水肿，常与严重突眼同时或先后发生。

（六）心理状态

疾病本身可致情绪不稳、激动，由于环境改变，患者表现为焦躁不安、亢奋。害怕手术，担心术后疼痛。既希望早日安排手术又害怕手术日的来临。

三、辅助检查

（一）基础代谢率测定

用基础代谢检测装置（代谢车）测定，较可靠，也可按公式简单计算：基础代谢率＝（脉率＋脉压）－111，±10％为正常，＋20％～30％为轻度甲亢，＋30％～60％为中度甲亢，＋60％以上为重度甲亢。测定必须在清晨空腹静卧时反复进行。

（二）甲状腺摄^{131}I率测定

正常甲状腺 24 小时内摄取的^{131}I量为人体总量 30％～40％，

如果 2 小时内甲状腺摄^{131}I 量超过人体总量 25%，24 小时内超过 50%，且吸^{131}I 高峰提前出现，都表示有甲亢。但需说明，摄取的速度和积聚的程度并不能反映甲亢的严重程度。

（三）放射免疫法测定

血清中 T_3、T_4 含量对诊断有肯定价值。

四、护理措施

甲状腺大部分切除术是目前治疗甲亢的一种常用而有效方法。它能使 90%～95% 的患者获得痊愈，手术死亡率低于 1%，4%～5% 的患者术后复发甲亢。

（一）术前护理

（1）完善各项术前检查。除全面的体格检查和必要的化验检查外，还包括：①颈部透视或摄片，了解气管有无受压或移位，检查气管壁有无软化。②详细检查心脏有无扩大、杂音或心律不齐等，并做心电图。③喉镜检查，确定声带功能。④测定基础代谢率，了解甲亢程度，选择手术时机。测定基础代谢率要在完全安静、空腹时进行。⑤检查神经肌肉的应激性是否增高，测定血钙、血磷的含量，了解甲状旁腺功能状态。

（2）药物准备。降低基础代谢率是术前准备的重要环节。通常可开始即用碘剂，2～3 周后甲亢症状得到基本控制。其标准是：患者情绪稳定，睡眠好转，体重增加，脉率稳定在每分钟 90 次以下，脉压恢复正常，基础代谢率＋20% 以下，便可进行手术，常用的碘剂是复方碘化钾溶液，每日 3 次，口服，第 1 日每次3 滴，第 2 日每次4 滴，依此逐日每次增加 1 滴至每次 16 滴为止，然后维持此剂量。症状减轻不明显者可加用硫氧嘧啶类药物，但停药后仍需继续单独服用碘剂 1～2 周，再行手术。

近年来，对于常规应用碘剂或合并应用硫氧嘧啶类药物不能耐受或不起作用的病例主张与碘剂合用或单用普奈洛尔作术前准备，每 6 小时给药 1 次，每次 20～40 mg，口服，一般服用 4～7 日后脉率即降至正常水平。由于普奈洛尔半衰期不到 8 小时，故最末一次服用须在术前 1～2 小时，术后继续口服普奈洛尔 4～

7 日。术前不用阿托品，以免引起心动过速。

（3）心理支持。消除患者的顾虑和恐惧心理，避免情绪激动。精神过度紧张或失眠者，适当应用镇静剂和安眠药，使患者情绪稳定。安排通风良好、安静的环境，指导患者减少活动，适当卧床休息，以免体力消耗；避免过多外来不良刺激。

（4）饮食护理。给予高热量、高蛋白和富含维生素的食物，并给予足够的液体摄入，加强营养支持。禁用对中枢神经有兴奋作用的浓茶、咖啡等刺激性饮料。

（5）体位训练。术前教会患者头低肩高体位，可用软枕每日练习数次，使机体适应手术时体位的改变。

（6）眼睛保护。对于突眼者，注意保护眼睛，可戴黑眼罩，睡前用抗生素眼膏敷眼，以胶布闭合眼睑或油纱布遮盖，以避免角膜的过度暴露，防止角膜干燥受损，发生溃疡。

（7）戒烟，控制呼吸道感染。指导患者深呼吸、有效咳嗽的方法。

（8）术日晨准备麻醉床时，床旁另备无菌手套、拆线包及气管切开包。

（二）术后护理

1. 加强术后观察和护理

（1）体位：患者回病室后取平卧位，连接各种引流管道。血压平稳或全麻清醒后患者采用半卧位，以利呼吸和引流切口内积血。在床上变换体位、起身、咳嗽时，指导患者保持头颈部的固定。

（2）病情观察：加强巡视，密切注意患者的呼吸、体温、脉搏、血压的变化，定时测量生命体征。

（3）保持呼吸道通畅：鼓励患者深呼吸、有效咳嗽，必要时行雾化吸入，帮助其及时排出痰液，保持呼吸道通畅，预防肺部并发症。

（4）切口的观察与护理：手术野常规放置橡皮片或引流管引流 24～48 小时，观察切口渗血情况，注意引流液的量、颜色、及时更换浸湿的敷料，估计并记录出血量。以便了解切口内出血情况和及时引流切口内积血，预防术后气管受压。

2. 术后特殊药物的给予

甲亢患者，术后继续服用复方碘化钾溶液，每日 3 次，每次16 滴开始，逐日每次减少 1 滴。年轻患者术后常口服甲状腺制剂，每日 30～60 mg，连服 6～12 个月，以抑制促甲状腺激素的分泌，对预防复发有一定的作用。

3. 饮食与营养

术后清醒患者，即可给予少量温凉水，无呛咳、误咽等不适，可逐步给予便于吞咽的流质饮食，注意微温，不可过热，以免颈部血管扩张，加重创口渗血。以后逐步过渡到半流质和软饭。甲状腺手术对胃肠道功能影响很小，只是在吞咽时，感觉疼痛不适。鼓励患者加强营养，促进愈合。

4. 术后并发症的防治与护理

（1）术后呼吸困难和窒息：是术后危及生命的并发症，多发生于术后 48 小时内。表现为进行性呼吸困难、烦躁、发绀，甚至窒息。可有颈部肿胀，切口渗出鲜血等。

常见原因：①切口内出血压迫气管：主要是手术时止血不完善，或因血管结扎线滑脱引起。②喉头水肿：主要是手术操作创伤所引起，也可由于气管插管引起。③气管塌陷：是由于气管壁长期受肿大的甲状腺压迫，发生软化，切除甲状腺体的大部分后，软化的气管壁失去支撑所致。④双侧喉返神经损伤：导致两侧声带麻痹，引起失音或严重的呼吸困难，甚至窒息。

术后经常巡视、密切视察生命体征和伤口情况。对于血肿压迫或气管塌陷者立即配合床边抢救，及时剪开缝线，敞开伤口，迅速除去血肿，如呼吸仍无改善则行气管切开、吸氧；待患者情况好转，再送手术室做进一步止血处理。喉头水肿者应用大剂量激素，地塞米松 30 mg 静脉滴入，呼吸困难无好转时可行环甲膜穿刺或气管切开。

（2）喉返神经损伤：主要是手术操作直接损伤引起，如切断、缝扎、挫夹或牵拉过度；少数由于血肿压迫或瘢痕组织的牵拉而发生。前者在术中立即出现症状，后者在术后数天才出现症状。切断、缝扎引起的是永久性损伤，挫夹、牵拉或血压肿迫所致的多为暂时性，经理疗后，一般 3～6 个月内可逐渐恢复。鼓励患者麻醉清醒后大声讲几句话，了解其发音情况，一侧喉返神经损伤，大都引起声音嘶哑，此种声嘶可由健侧声带过度向患侧内收而好转，护士应认真做好安慰解释工作。

（3）喉上神经损伤：多为结扎、切断甲状腺上动、静脉时，离开腺体上极较远，未加仔细分离，连同周围组织大束结扎时引起。若损伤外支，会使环甲肌瘫痪，引起声带松弛、音调降低，如损伤内支，则使喉部黏膜感觉丧失，患者失去喉部的反射性咳嗽，进食时，特别是饮水时，容易发生误咽、呛咳。应注意患者饮水进食情况，一般术后数日可恢复正常。

（4）手足抽搐：手术时甲状旁腺误被切除、挫伤或其血液供应受累，都可引起甲状旁腺功能低下，血钙浓度下降使神经肌肉的应激性显著提高，引起手足抽搐。症状多在术后 1～2 日出现，多数患者症状轻而短暂，只有面部、唇或手足部的针刺感、麻木感或强直感，经过 2～3 周后，未受损伤的甲状旁腺增生肥大、代偿，症状便可消失。预防的关键在于切除甲状腺体时，必须保留腺体背面部分的完整。护理：适当限制肉类、乳品和蛋类等食品，因其含磷较高，影响钙的吸收。抽搐发作时，立即静脉注射 10% 葡萄糖酸钙或氯化钙 10～20 mL。症状轻者指导患者口服葡萄糖酸钙或乳酸钙；症状较重或长期不能恢复者，可加服维生素 D_3。口服二氢速固醇油剂效果更好。

（5）甲状腺危象：发病原理迄今不明，可能是甲亢时肾上腺皮质激素的合成、分泌和分解代谢率加速，久之使肾上腺皮质功能减退，肾上腺皮质激素分泌不足，而手术创伤的应激可诱发危象，因此危象多发生于术前准备不够，甲亢症状未能很好控制者。临床表现为术后 12～36 小时内高热，脉快而弱（每分钟在 120 次以上），大汗，烦躁不安，谵妄，甚至昏迷，常伴有呕吐、水泻。

如处理不及时或不当，常很快死亡。使甲亢患者基础代谢率降至正常范围再施行手术是预防甲状腺危象的关键。对术后早期患者定期巡视，加强病情观察，一旦发生危象，立即配合治疗：①碘剂：口服复方碘化钾溶液 3～5 mL，紧急时用 10% 碘化钠 5～10 mL加入 10% 葡萄糖 500 mL 中静脉滴注。②氢化可的松：每日 200～400 mg 分次静脉滴注。③利舍平 1～2 mg，肌内注射；或普奈洛尔 5 mg，加入葡萄糖溶液 100 mL 中静脉滴注。④镇静剂：常用苯巴比妥钠，或冬眠合剂Ⅱ号半量肌内注射，6～8 小时 1 次。⑤降温：用退热药物、冬眠药物、物理降温等综合措施，尽量保持患者体温在 37 ℃左右。⑥静脉输入大量葡萄糖溶液。⑦吸氧，减轻组织的缺氧。⑧心力衰竭者，加用洋地黄制剂。⑨保持病室安静，避免强光噪音的刺激。

5. 健康教育

讲解术后并发症的表现和预防办法，共同防治。鼓励患者保持精神愉快、建立良好人际关系。说明术后继续服药的重要性。教会患者术后早期床上活动，尽可能自理，合理安排休息与睡眠，促进康复。嘱咐其定期门诊复查，出现心悸、手足震颤、抽搐等情况及时来院诊治。

第二节　甲状腺癌患者的护理

一、概述

甲状腺癌（thyroidcarcinomas）是头颈部肿瘤中常见的恶性肿瘤，是最常见的内分泌恶性肿瘤，占全身肿瘤的 1%。发病率按国家或地区而异。甲状腺癌可发生于任何年龄，女性多于男性，男女比例为 1∶3，20～40 岁为发病高峰期，50 岁后明显下降。

（一）病因

发生的原因不明，相关因素如下。

1. 电离辐射

电离辐射是唯一一个已经确定的致癌因素。放射线对人体有明显的癌作用，尤其是儿童及青少年，被照射的小儿年龄越小、发生癌的危险度越高。

2. 碘摄入异常

摄碘过量或缺碘均可使甲状腺的结构和功能发生改变，高碘或缺碘地区甲状腺癌发病率升高。

3. 性别和激素

甲状腺的生长主要受促甲状腺素（TSH）支配，神经垂体释放的 TSH 是甲状腺癌发生的促进因子。有实验表明，甲状腺乳头状癌组织中女性激素受体含量较高。

4. 遗传因素

约 5%～10%甲状腺髓样癌患者及 3.5%～6.25%乳头状癌患者有明显的家族史，推测这类癌的发生可能与染色体遗传因素有关。

5. 甲状腺良性病变

如腺瘤样甲状腺肿和功能亢进性甲状腺肿等一些甲状腺增生性疾病偶尔发生癌变。

（二）病理分型

目前原发性甲状腺癌分为分化型甲状腺癌（乳头状癌、滤泡状癌）、髓样癌、未分化癌等。

1. 分化型甲状腺癌

（1）乳头状癌：是甲状腺癌中最常见的类型，约占甲状腺癌的 80%以上。一般分化良好，恶性程度低，病情发展缓慢、病程长、预后好。一般以颈淋巴结转移最为多见，血行转移较少见，血行转移中以肺转移为多见。

（2）滤泡状癌：较乳头状癌少见，世界卫生组织将嗜酸性细胞癌纳入滤泡状癌中。滤泡状癌约占甲状腺癌的 10.6%～15%，居第二位，发展缓慢、病程长、预后较好。以滤泡状结构为主要组织学特征。患病年龄比乳头状癌患者大。播散途径主要是通过血液转移到肺、骨和肝，淋巴转移相对较少。在分化型甲状腺癌中，其预后不及乳头状癌好，以嗜酸性细胞癌的预后最差。

2. 髓样癌

较少见，发生在甲状腺滤泡旁细胞，亦称为 C 细胞的恶性肿瘤。C 细胞的特征主要为分泌甲状腺降钙素以及多种物质，并产生淀粉样物等。发病主要为散发性，少数为家族性。女性较多，以颈淋巴结转移较为多见。

3. 未分化癌

较少见，约占甲状腺癌的 1％，恶性程度较高，发展快，预后极差。以中年以上男性多见。未分化癌生长迅速，往往早期侵犯周围组织。常发生颈淋巴结转移，血行转移亦较多见。

（三）临床表现

1. 症状

（1）颈前肿物：早期缺乏特征性临床表现，但 95％ 以上的患者均有颈前肿块。乳头状癌、滤泡状癌、髓样癌等类型颈前肿物生长缓慢，而未分化癌颈前肿物发展迅速。

（2）周围结构受侵的表现：晚期常压迫喉返神经、气管、食管而产生声音嘶哑、呼吸困难或吞咽困难等症状。

（3）其他脏器转移的表现。

（4）内分泌表现：可伴有腹泻或阵发性高血压，甲状腺髓样癌可出现与内分泌有关的症状，如顽固性腹泻（多为水样便）和阵发性高血压。

2. 体征

（1）甲状腺结节：多呈单发，活动受限或固定，质地偏硬且不光滑。

（2）颈淋巴结肿大：乳头状癌、未分化癌、髓样癌等类型颈淋巴结转移率高，多为单侧颈淋巴结肿大。滤泡状癌以血行转移为多见。

（四）辅助检查

1. 影像学检查

（1）B 超检查：甲状腺 B 超检查有助于诊断。恶性肿瘤的超声检查可见边界不清，内部回声不均匀，瘤体内常见钙化强回声。

（2）单光子发射计算机断层显像（SPECT）检查：可以明确甲状腺的形态及功能，一般将甲状腺结节分为三种：热结节、温结节、凉（冷）结节，甲状腺癌大多表现为凉（冷）结节。

（3）颈部 CT、MRI 检查：可提出良、恶性诊断依据。明确显示甲状腺肿瘤的癌肿侵犯范围。

（4）X 线检查：颈部正侧位片可观察有无胸骨后扩展、气管受压或钙化等，常规胸片可观察有无转移等。

（5）PET 检查：对甲状腺良恶性病变的诊断准确率高。

2. 血清学检查

包括甲状腺功能检查、血清甲状腺球蛋白（Tg）、血清降钙素等。

3. 病理学检查

（1）细胞学检查：细针穿刺细胞学检查是最简便的诊断方法，诊断效果取决于穿刺取材方法及阅片识别细胞的经验。

（2）组织学检查：确诊应由病理切片检查来确定。

（五）治疗

以外科手术治疗为主，配合采用内、外照射治疗、内分泌治疗、化学治疗等。

1. 手术治疗

如确诊为甲状腺癌，应及时行原发肿瘤和颈部转移灶的根治手术。

2. 放射治疗

（1）外放射治疗：甲状腺癌对放射线的敏感性与甲状腺癌的分化程度成正比，分化越好，敏感性越差；分化越差，敏感性越高。分化型甲状腺癌如甲状腺乳头状癌对放射线的敏感性较差，其邻近组织如甲状软骨、气管软骨、食管及脊髓等，均对放射线耐受性差，照射剂量过大时常造成严重合并症，一般不宜采用外放射治疗。未分化癌恶性程度高，肿瘤发展迅速，手术切除难以达到根治目的，临床以外放射治疗为主，放疗通常宜早进行。对于手术后有残余者或手术无法切除者，术后也可辅助放疗。常规放疗照射剂量为大野照射 50 Gy，然后缩野针对残留区加量至 60～70 Gy。如采用 IMRT 可以提高靶区治疗剂量，在保护重要器官的情况下，高危区的单次剂量可提高至 2.2～2.25 Gy。

（2）内放射治疗：分化好的乳头状癌与滤泡状癌具有吸碘功能，特别是两者的转移灶都可能吸收放射性核素[131]碘（[131]I）。临床上常采用[131]I来治疗分化型甲状腺癌的转移灶，一般需行甲状腺全切或次全切除术后，以增强转移癌对碘的摄取能力后再行[131]I治疗。不同组织类型肿瘤吸碘不同，未分化型甲状腺癌几乎不吸碘，其次是髓样癌。

3. 化学治疗

甲状腺癌对化疗敏感性差。分化型甲状腺癌对化疗反应差，化疗主要用于不可手术、摄碘能力差或远处转移的晚期癌，相比而言，未分化癌对化疗则较敏感，多采用联合化疗，常用药物为多柔比星及顺铂、多柔比星（ADM）、环磷酰胺（CTX），加紫杉类等。

4. 内分泌治疗

术后长期服用甲状腺素片可以抑制 TSH 分泌，对预防甲状腺癌复发有一定疗效。对生长缓慢的分化型甲状腺癌疗效较好，对生长迅速的未分化甲状腺癌无明显疗效。

甲状腺癌的预后与病理类型、临床分期、根治程度、性别与年龄有关。年龄<15 岁或>45 岁者预后较差，女性好于男性。殷蔚伯等报道甲状腺癌的 10 年生存率乳头状癌可达 74%～95%，滤泡状癌为 43%～95%。未分化癌预后极差，一般多在数月内死亡，中位生存率仅为 2.5～7.5 个月，2 年生存率仅为 10%。

二、护理

（一）术前护理

1. 心理支持

热情接待患者，介绍病房环境、甲状腺肿瘤及手术相关知识，讲解术后注意事项，消除其顾虑和烦躁情绪，并为患者提供安静舒适的住院环境，避免各种不良刺激，对于过度紧张或失眠的患者，可根据医嘱使用镇静剂。

2. 皮肤准备

术前剃须、备皮，范围为下唇至乳头连线，两侧到斜方肌前缘。

3. 物品准备

常规在床旁放置无菌的气管切开包和消毒手套，以备急需。

4. 术前指导

指导患者戒烟，练习手术时的头、颈过伸体位，练习有效咳嗽的方法。

（二）术后护理

1. 体位

术后患者清醒和血压平稳后，宜取半卧位，有利于呼吸及痰液咳出，有利于渗出物的引流。

2. 保持呼吸道通畅

及时清理呼吸道分泌物，鼓励和协助患者深呼吸及有效咳嗽，及时排出痰液，必要时行超声雾化吸入。

3. 保持颈部引流通畅

观察引流液的性质、颜色和量。观察并记录伤口有无渗血及渗血量，敷料污染及时更换；如有出血并压迫气管引起呼吸困难时，立即通知医师及时处理。

4. 饮食

术后 1~2 天，进流质饮食，但不可过热，以免引起颈部血管扩张和加重伤口渗血，若患者进流质饮食出现呛咳，应坐起进食半流质或固体食物。食物以高蛋白、高热量、高维生素饮食为宜。

5. 呼吸困难和窒息

呼吸困难和窒息是术后最危急的并发症。

（1）常见原因：①切口内出血压迫气管：主要是手术时止血不彻底、不完全，或因血管结扎线滑脱所引起。术后剧烈咳嗽、频繁呕吐、颈部过频活动或较长时间说话常为诱因。②喉头水肿：由于手术操作创伤或气管插管而引起。③气管塌陷：由于气管壁长期受肿大的甲状腺压迫，发生软化，切除大部分甲状腺腺体后，软化的气管壁失去支撑所引起。④痰液阻塞。⑤双侧喉返神经损伤。

（2）临床表现：多发生在术后 48 小时内，患者出现进行性呼吸困难、烦躁、发绀，甚至发生窒息。如因切口内出血所引起者，还可有颈部肿胀，切口渗出鲜血等表现。

（3）处理：护士在巡视时应严密观察呼吸、心率、血氧饱和度、血压及切口渗血情况，如发现患者有颈部紧压感、呼吸费力、气急烦躁、心率加速、发绀等，应立即检查切口，排除血肿引起的压迫。如血肿清除后，患者呼吸仍无改善，应果断施行气管切开，同时吸氧。

6. 喉返神经损伤

（1）原因：暂时性损伤由术中钳夹、牵拉或血肿压迫神经所引起；永久性的损伤多因切断、缝扎引起。

（2）临床表现：术后出现不同程度的声嘶或失声，喉镜检查可见患侧声带外展麻痹。

（3）处理：暂时性挫伤经针刺、理疗可于 3～6 个月内逐渐恢复；一侧的永久性损伤也可由对侧代偿，一般 6 个月内发音有所好转。护士对已有喉返神经损伤的患者，应认真做好安慰解释工作，并适当应用促进神经恢复的药物，结合理疗、针灸，促进恢复。双侧喉返神经损伤会导致两侧声带麻痹，引起失音或严重呼吸困难，须作气管切开。

7. 喉上神经损伤

（1）原因及临床表现：手术时损伤喉上神经外支会使环甲肌瘫痪，引起声带松弛，音调降低；如损伤其内支，则喉部黏膜感觉丧失，进食时，特别是饮水时发生呛咳、误咽。

（2）处理：一般经理疗后自行恢复。护理上应关心患者饮食，如进水及流质时发生呛咳，要协助患者坐起进食半流质或固体饮食。

8. 甲状旁腺损伤

（1）原因：手术时甲状旁腺被误切、挫伤或其血液供应受累，均可引起甲状旁腺功能减退，出现低血钙，从而使神经肌肉的应激性显著增高。

（2）临床表现：多发生于术后 1～3 天，轻者只有面部、口唇周围和手、足针刺感和麻木感或强直感，于 2～3 周后经未损伤的甲状旁腺代偿性增生而症状消失；重者可出现面肌和手足阵发性疼痛性痉挛或手足抽搐，甚至可发生喉及膈肌痉挛，引起窒息死亡。

（3）处理：患者的饮食要适当控制，限制含磷较高的食物，如牛奶、瘦肉、蛋黄、鱼类等。症状轻者可口服钙剂；症状较重或长期不能恢复者，可加服维生素 D_3，以促进钙在肠道内的吸收。最有效的治疗是口服二氢速固醇（AT_{10}）油剂，有提高血中钙含量的特殊作用，从而降低神经肌肉的应激性。抽搐发作时，立即用压舌板或匙柄垫于上下磨牙间，以防咬伤舌头，并静脉注射 10％葡萄糖酸钙或氯化钙。应用带血管的胎儿甲状腺——甲状旁腺移植至腹腔内或腹股沟区，有一定疗效。

（三）放疗期间的护理

（1）[131]I内放射治疗护理：放射性核素[131]I是治疗分化型甲状腺癌转移的有效方法，其疗效依赖于肿瘤能否吸收碘。已有报道，[131]I对分化型甲状腺癌肺转移及淋巴结转移治疗效果较好。给药前至少 2 周给予低碘饮食（日摄碘量在 20～30 μg），避免食用含碘高的食物如海带、紫菜、海鱼、海参、山药等，碘盐可先在热油中炸烧使碘挥发后食用，同时鼓励患者多吃新鲜蔬菜、水果、蛋、奶、豆制品及瘦肉。并防止从其他途径进入人体的碘剂，如含碘药物摄入、皮肤碘酒消毒、碘油造影等。患者空腹口服[131]I 2 小时后方可进食，以免影响药物吸收。

口服[131]I后应注意以下几点：①2 小时后嘱患者口含维生素 C 含片，或经常咀嚼口香糖，促进唾液分泌，以预防放射性唾液腺炎，并多饮水，及时排空小便，加速放射性药物的排泄，以减少膀胱和全身照射。②注意休息，加强口腔卫生。避免剧烈运动和精神刺激，并预防感染、加强营养。③建立专用粪便处理室，勿随地吐痰和呕吐物，大小便应该使用专用厕所，便后多冲水，严禁与其他非核素治疗的患者共用卫生间，以免引起放射性污染。建立核素治疗患者专用病房。④服药后勿揉压甲状腺，以免加重病情。⑤2 个月内禁止用碘剂、溴剂，以免影响 ^{131}I 的重吸收而降低治疗效果。⑥服药后应住 ^{131}I 治疗专科专用隔离病房或住单间 7～14 天，以减少对健康人不必要的辐射；指导患者正确处理排泄物和污染物，衣裤、被褥进行放置衰变处理且单独清洗。⑦女性患者 1 年内避免妊娠。^{131}I 治疗后 3～6 个月定期随访，不适随诊，以便及时预测疗效。

（2）放疗时加强口腔护理，嘱患者多饮水，常含话梅或维生素 C，促进唾液分泌，预防或减轻唾液腺的损伤。饭前、饭后及临睡时用朵贝尔液漱口。黏膜溃疡者进食感疼痛，可用 2％利多卡因漱口或局部喷洒金因肽。

（3）观察放疗期间的咽喉部情况，对放疗引起的咽部充血、喉头水肿应行雾化吸入，根据病情需要在雾化器内可加入糜蛋白酶、地塞米松、庆大霉素等药物，雾化液现配现用，防止污染。每天 1 次，严重时可行 2～3 次。出现呼吸不畅甚至窒息时，应立即通知医师，并做好气管切开的准备。

三、健康教育

（一）服药指导

甲状腺癌行次全或全切除者，指导患者应遵医嘱终身服用甲状腺素片，勿擅自停药或增减剂量，目的在于抑制 TSH 的分泌，使血中的 TSH 水平下降，使残存的微小癌减缓生长，甚至消失，防止甲状腺功能减退和抑制 TSH 增高。所有的甲状腺癌术后患者服用适量的甲状腺素片可在一定程度上预防肿瘤的复发。

（二）功能锻炼

卧床期间鼓励患者床上活动，促进血液循环和切口愈合。头颈部在制动一段时间后，可开始逐步练习活动，促进颈部的功能恢复。颈淋巴结清扫术者，斜方肌可能受到不同程度损伤，因此，切口愈合后应开始肩关节和颈部的功能锻炼，随时注意保持患肢高于健侧，以纠正肩下垂的趋势。特别注意加强双上肢的活动，应至少持续至出院后 3 个月。

（三）定期复查

复查时间第 1 年应为每 1～3 个月复查 1 次，第 2 年可适当延长，每 6～12 个月复查 1 次，5 年以后可每 2～3 年随诊 1 次。指导患者在日常生活中可间断性用双手轻柔触摸双侧颈部及锁骨窝内有无小硬结出现，有无咳嗽、骨痛等异常症状，一旦出现，随时复查及时就医。

第三节　急性乳腺炎患者的护理

急性乳腺炎是乳房的急性化脓性感染，多见于初产妇哺乳期，有积乳、乳头破损史。一般发生在产后 3～4 周。

一、病因

急性乳腺炎的发病，有以下两个方面原因：①乳汁淤积。②细菌入侵：主要为金黄色葡萄球菌，乳头破损或皲裂是感染的主要途径。预防和治疗乳腺炎要从这两个病因着手。

二、辅助检查

血白细胞计数及中性粒细胞比例均升高。化脓时诊断性脓肿穿刺抽出脓液。

三、治疗原则

（1）患乳停止哺乳，用吸乳器吸净乳汁；热敷或理疗。

（2）用 25% $MgSO_2$ 湿敷或采用中药水调散局部外敷。

（3）应用抗生素。

（4）脓肿形成后及时切开引流。

（5）出现乳瘘时（切口出现乳汁）需终止乳汁分泌，可口服己烯雌酚，1～2 mg/次，每日 3 次，共2～3 天；或中药炒麦芽，每日 60 g，煎服，分两次服用，连服2～3 日。

四、护理

（一）评估

（1）临床表现。①局部表现：初期乳房肿胀疼痛，压痛性肿块，局部皮肤可有红热。若病情进一步发展，症状可加重，并形成脓肿，压之有波动感和疼痛，局部皮肤表面有脱屑，穿刺可抽出脓液。腋窝淋巴结肿大、疼痛。②全身表现：高热、寒战、食欲缺乏、全身不适、白细胞计数明显升高。

（2）健康史：患者有无乳头发育不良造成新生儿吸吮障碍，有无乳头破损等。

（3）心理和社会状态。

（二）护理诊断

主要包括：①体温过高。②疼痛。③知识缺乏。

（三）护理措施

1. 预防措施

（1）避免乳汁淤积：养成定时哺乳、婴儿不含乳头睡觉等良好的哺乳习惯；每次哺乳时尽量让婴儿吸净；哺乳后应清洗乳头。

（2）在妊娠后期，每日用温水擦洗乳头；用手指按摩乳头，并用70％乙醇擦拭乳头，防止乳头破损。

（3）妊娠期应经常用肥皂水及温水清洗两侧乳头；妊娠后期每日清洗；哺乳前后应清洗乳头，并应注意婴儿口腔卫生；如有乳头破损，应停止哺乳，定期排空乳汁，局部涂抗生素软膏，待伤口愈合后再哺乳。

（4）妊娠期应每日挤捏、提拉乳头，多数乳头内陷者可以纠正，哺乳时有利于婴儿吸吮，防止乳汁淤积。

2. 炎症的护理措施

（1）适当休息，注意个人卫生；给予高热量、高蛋白、高维生素、低脂肪、易消化饮食，并注意水分的补充。

（2）用乳罩托起肿大的乳房。

（3）消除乳汁淤积，保持乳管通畅。患乳停止哺乳，用吸乳器吸净乳汁。

（4）监测体温、脉搏、呼吸及白细胞变化；注意用药反应，高热患者可给予物理降温。全身应用抗生素。

（5）初期未成脓，局部理疗或热敷促进炎症吸收：每次20～30分钟，每天3～4次。

（6）脓肿形成后及时切开引流，切开引流应注意：为避免损伤乳管，乳房浅部脓肿应循乳管方向做放射状（轮辐状）切口至乳晕处止，深部或乳房后脓肿沿乳房下缘做弧形切口，乳晕下脓肿应沿乳晕边沿做弧形切口，切开后要注意分离多房脓肿的房间隔膜以利引流，切口要大，位置要低，引流条要深入放置，术后保持伤口引流通畅，及切口敷料清洁等。出现乳瘘，须回乳，停止乳汁分泌，可服用中药炒麦芽、口服已烯雌酚或肌内注射苯甲酸雌二醇。

第四节 乳腺癌患者的护理

一、病因

病因尚不清楚，易患因素有：①性激素变化。②激素因素作用：初潮早于12岁，绝经晚于50岁，未婚，未哺乳，35岁以上未育者发病率高。③遗传因素：母女关系高10倍、姐妹高2～3倍。④饮食习惯：高脂饮食者发病多，肥胖人发病率高。⑤癌前期病变：如乳房囊性增生病、乳腺纤维腺瘤及乳管内乳头状瘤等与乳癌发生也有关系。⑥其他因素：如放射线、致癌药物等。

二、病理

（一）乳腺癌分型

乳腺癌分型方法较多，目前我国多采用以下方法。

1. 非浸润性癌

包括导管内癌（癌细胞未突破导管壁基膜）、小叶原位癌（癌细胞未突破末梢乳管或腺泡基膜）及乳头湿疹样乳房癌（伴发浸润性癌者，不在此列），属早期，预后较好。

2. 早期浸润性癌

包括早期浸润性导管癌（癌细胞突破管壁基膜，开始向间质浸润）及早期浸润性小叶癌（癌细胞突破末梢乳管或腺泡基膜，开始向间质浸润，但未超过小叶范围），仍属早期，预后较好。

3. 浸润性特殊癌

包括乳头状癌、髓样癌（伴大量淋巴细胞浸润）、小管癌（高分化腺癌）、腺样囊性癌、黏液腺癌、大汗腺样癌、鳞状细胞癌、乳头湿疹样癌等。此型癌细胞一般分化程度高，预后尚好。

4. 浸润性非特殊癌

包括浸润性小叶癌、浸润性导管癌、硬癌、髓样癌（无大量淋巴细胞浸润）、单纯癌、腺癌等。此类癌是乳房癌中最常见的类型，占 70%～80%，一般分化低，预后较上述类型差。

5. 其他罕见癌

包括分泌型（幼年型）癌、富脂质型（分泌脂质）癌、纤维腺瘤癌变、乳头状瘤癌变等。

（二）转移途径

1. 局部扩散

癌细胞沿导管或筋膜间隙蔓延，继而侵及 Cooper 韧带和皮肤，后期可皮肤破溃形成癌性溃疡。深部癌肿可侵及胸肌筋膜及胸肌。

2. 淋巴转移

可循乳房淋巴液的四条输出途径扩散。转移部位与乳房癌细胞原发部位有一定关系，原发癌灶位于乳头、乳晕区及乳房外侧者，约 80% 发生腋窝淋巴结转移；位于乳房内侧者，约 70% 发生胸骨旁淋巴结转移。癌细胞也可通过逆行途径转移到对侧腋窝或腹股沟淋巴结。

3. 血运转移

乳房癌细胞可经淋巴途径进入静脉或直接侵入血液循环而发生远处转移。一般易侵犯肺、骨骼和肝脏。血运转移除见于晚期乳房癌患者外，亦可见于早期乳房癌患者。

三、临床分期

临床上根据癌肿的大小，与皮肤粘连程度以及腋窝淋巴结转移情况，将病程分为以下四期。

一期：肿块直径<3 cm，与皮肤无粘连，无腋窝淋巴结肿大。

二期：肿块直径<5 cm，与皮肤粘连，尚能推动，同侧腋窝有可活动散在肿大淋巴结。

三期：肿块直径>5 cm，与皮肤广泛粘连或有溃疡，与深部筋膜、胸肌粘连固定，同侧腋窝肿大淋巴结融合成团，但尚能推动。

四期：癌肿广泛扩散，与皮肤或胸肌、胸壁粘连固定，同侧腋窝肿大淋巴结已融合固定，或锁骨下淋巴结肿大，或有远处转移等。

四、评估

（一）临床表现

1. 乳房肿块

多见于外上象限，其次是乳头、乳晕和内上象限。早期表现为无痛、单发、质硬、表面不光滑、与周围组织分界不清、不易推动。一般无自觉症状，常于洗澡、更衣或查体时发现。

2. 皮肤改变

癌肿块侵犯 Cooper 韧带，可使韧带收缩而失去弹性，导致皮肤凹陷，即所谓"酒窝征"；癌细胞阻塞皮下、皮内淋巴管，可引起局部淋巴水肿，皮肤呈"橘皮样"改变（晚期多见）。晚期，癌细胞侵入皮肤，可出现多个坚硬小结节，形成卫星结节在癌细胞侵入背部、对侧胸壁，可限制呼吸，称铠甲胸；有时皮肤破溃形成溃疡呈菜花状。

3. 乳头改变

乳头扁平、回缩、凹陷；若外上象限癌肿可使乳头抬高；乳头深部癌肿侵入乳管使乳头凹陷、两侧乳头不对称等。

4. 区域淋巴结肿大

常为患侧腋窝淋巴结肿大。

5. 全身症状

早期一般无全身症状，晚期患者可有恶性肿瘤转移表现，如：肺转移时出现胸痛、咳嗽、咯血、气急；骨转移时出现腰背痛、病理性骨折（椎体、骨盆、股骨）；肝转移时出现肝肿大、黄疸等。

6. 特殊乳癌表现

（1）炎性乳癌少见，一般发生于年轻女性，尤其在妊娠及哺乳期，发展迅速，转移早，预后极差。表现为：乳房增大，皮肤红肿热痛，似急性炎症表现，触诊整个乳房肿大发硬，无明显局限性肿块。

（2）乳头湿疹样癌（又称 Paget 病）：少见，恶性程度低，发展慢。发生在乳头区大乳管内，后发展到乳头。表现为：乳头刺痒、灼痛，湿疹样变，以后出现乳头、乳晕粗糙糜烂、脱屑，如湿疹样，进而形成溃疡。病变发展则乳头内陷、破损。淋巴转移出现晚。

7. 特殊检查

主要是疾病的特有检查及必要的术前检查。

（二）健康史及个人史

重点评估危险因素。内容包括既往史、月经史、生育史与哺乳史、家族史、乳腺外伤史、手术史、疾病史、内分泌治疗史、盆腔手术史、甲状腺疾病史等。

五、治疗

以手术为主的综合治疗。手术术式包括乳癌根治术、乳癌扩大根治术、乳癌改良根治术及乳房单纯切除或部分切除术。

（一）手术治疗

1. 乳癌标准根治术

切除乳腺＋癌肿周围至少 5 cm 皮肤＋乳腺周围脂肪，胸大、小肌和筋膜＋腋窝、锁骨下脂肪组织后和淋巴结，适用于一、二期的患者。

2. 乳癌改良根治术

单纯乳腺切除，同时做腋窝淋巴结清扫，保留胸肌，适用于腋窝淋巴结无转移或仅少数尚能推动淋巴结转移的患者。

3. 乳癌扩大根治术

根治术＋2～4 肋软骨及肋间肌＋胸廓内动静脉及周围淋巴结，适用于肿瘤靠内侧的早期有胸骨旁淋巴结转移的患者。

4. 乳房单纯切除或部分切除术

全部或部分切除乳房，适用于晚期或年老体弱不能耐受根治术者。

（二）化疗

化疗是一种必要的全身辅助治疗应在手术后及早应用。主要化疗反应有呕吐、静脉炎、肝功能异常、骨髓抑制等。化疗期间应定期检查肝肾功能，每次化疗前检查白细胞计数，如白细胞＜3×10^9/L，应延长用药间隔时间。

（三）放疗

放疗是乳腺癌局部治疗手段之一，以防止术后复发。①术前放疗可用于局部进展期乳癌，杀灭癌肿周围的癌细胞。②术后放疗可减少腋窝淋巴结阳性患者的局部复发率，提高 5 年生存率。③一般术后2～3 周进行放疗，在锁骨上胸骨旁以及腋窝等区域进行照射，可缓解症状。

（四）激素治疗

对激素依赖的乳癌可进行内分泌治疗。①去势治疗：年轻妇女可采用卵巢去势治疗，包括药物、手术或X线去势。②抗雌激素治疗：适用于绝经前后妇女，常用三苯氧胺。③雌激素治疗：适用绝经 5 年以上的患者。

六、护理

（一）护理诊断

主要包括自我形象紊乱、体液过多、上肢活动受限、知识缺乏、潜在并发症。

（二）护理措施

（1）监测生命体征，尤其扩大根治术患者注意呼吸，及时发现气胸（胸闷、呼吸困难），鼓励患者深呼吸，有效咳嗽，防止肺部并发症。

（2）引流管接负压吸引，妥善固定，保持通畅；观察引流液的量、颜色，注意有无出血。一般引流管在术后 3 天拔除。若出现积血积液，可无菌操作下穿刺抽液，然后加压包扎。

（3）麻醉清醒后取半卧位，有效止痛。

（4）用弹性绷带加压包扎伤口；松紧合适；观察患侧手臂血液循环情况。如包扎过紧，可出现脉搏扪不清，皮肤发紫、发冷等；术后 3 天内患肢肩关节制动，防止腋窝皮瓣移动而影响伤口愈合。

（5）抬高患肢，并按摩，适当活动；保护患肢，避免意外伤害；不在患肢量血压、注射及抽血，患肢负重不宜过大，不宜用强力洗涤剂，不宜戴首饰或手表。

（6）功能锻炼：无特殊情况应早期进行功能锻炼，术后 24 小时内开始活动手指及腕部，可做伸指、握拳、屈腕等活动；3～5 天活动患肢肘关节；7 天后活动肩部，鼓励患者自己进食、梳理头发、洗脸等活动；10 天左右进行手指爬墙活动、画圈、滑轮运动、手臂摇摆运动、用患侧手梳头或经头顶摸至对侧耳郭等。原则是在上肢活动在 7 天以后，7 天之内不要上举，10 天之内不外展，上肢负重不宜过大过久。

（7）健康教育：①患肢功能锻炼。②保护伤口，避免外伤，患肢不能过多负重。③遵医嘱继续化疗及放疗。④手术后 5 年之内避免妊娠。⑤定期检查，每月进行健侧乳房自我检查。

第八章
胃肠道疾病患者的护理

第一节　急性阑尾炎患者的护理

急性阑尾炎是外科最常见的急腹症之一，多发生于青年人，男性发病率高于女性。

一、病因、病理

（一）病因

（1）阑尾管腔梗阻：是引起急性阑尾炎最常见的病因。阑尾管腔细长，开口较小，容易被食物残渣、粪石、蛔虫等阻塞而引起管腔梗阻。

（2）细菌入侵：阑尾内存有大量大肠杆菌和厌氧菌，当阑尾管腔阻塞后，细菌繁殖并产生毒素，损伤黏膜上皮，细菌经溃疡面侵入阑尾引起感染。

（3）胃肠道疾病的影响：急性肠炎、血吸虫病等可直接蔓延至阑尾或引起阑尾管壁肌肉痉挛，使管壁血运障碍而致炎症。

（二）病理

根据急性阑尾炎发病过程的病理解剖学变化，可分为急性单纯性阑尾炎、急性化脓性阑尾炎、坏疽性及穿孔性阑尾炎、阑尾周围脓肿四种病理类型。

急性阑尾炎的转归取决于机体的抵抗力和治疗是否及时，可有炎症消退、炎症局限化、炎症扩散三种转归。

二、临床表现

（一）症状

1. 腹痛

典型症状是转移性右下腹痛。因初期炎症仅限于阑尾黏膜或黏膜下层，由内脏神经反射引起上腹或脐部周围疼痛，范围较弥散。当炎症波及浆膜层和壁层腹膜时，刺激了躯体神经，疼痛固定于右下腹。单纯性阑尾炎的腹痛程度较轻，化脓性及坏疽性阑尾炎的腹痛程度较重。当阑尾穿孔时，腹痛可减轻，因阑尾管腔内的压力骤减，但随着腹膜炎的出现，腹痛可继续加重。

2. 胃肠道症状

早期可有轻度恶心、呕吐，部分患者可发生腹泻或便秘。盆腔阑尾炎时，炎症刺激直肠和膀胱，引起里急后重和排尿痛。

3. 全身症状

早期有乏力、头痛，炎症发展时，可出现脉快、发热等，体温多在 38 ℃内。坏疽性阑尾炎时，出现寒战、体温明显升高。若发生门静脉炎，可出现寒战、高热和轻度黄疸。

（二）体征

1. 右下腹固定压痛

右下腹固定压痛是急性阑尾炎最重要的体征。腹部压痛点常位于麦氏点。

2. 反跳痛和腹肌紧张

反跳痛和腹肌紧张提示阑尾已化脓、坏死或即将穿孔。

三、辅助检查

（1）腰大肌试验：若为阳性，提示阑尾位于盲肠后位贴近腰大肌。

（2）结肠充气试验：若为阳性，表示阑尾已有急性炎症。

（3）闭孔内肌试验：若为阳性，提示阑尾位置靠近闭孔内肌。

（4）直肠指诊：直肠右前方有触痛者，提示盆腔位置阑尾炎。若触及痛性肿块，提示盆腔脓肿。

四、治疗原则

急性阑尾炎诊断明确后应尽早行阑尾切除术。部分急性单纯性阑尾炎，可经非手术治疗而获得痊愈；阑尾周围脓肿，先行非手术治疗，待肿块缩小局限、体温正常，3 个月后再行阑尾切除术。

五、护理诊断/问题

（1）疼痛：与阑尾炎症、手术创伤有关。

（2）体温过高：与化脓性感染有关。

（3）潜在并发症：急性腹膜炎、感染性休克、腹腔脓肿、门静脉炎。

（4）潜在术后并发症：腹腔出血、切口感染、腹腔脓肿、粘连性肠梗阻。

六、护理措施

（一）非手术治疗的护理

（1）取半卧位。

（2）饮食和输液：流质饮食或禁食，禁食期间做好静脉输液的护理。

（3）控制感染：应用抗生素。

（4）严密观察病情：观察患者的生命体征、精神状态、腹部症状和体征、白细胞计数及中性粒细胞比例的变化。

（二）术后护理

1. 体位

血压平稳后取半卧位。

2. 饮食

术后 1～2 日胃肠蠕动恢复、肛门排气后可进流食，如无不适可改半流食，术后 3～4 日可进软质普食。

3. 早期活动

轻症患者术后当天麻醉反应消失后，即可下床活动，以促进肠蠕动的恢复，防止肠粘连的发生。重症患者应在床上多翻身、活动四肢，待病情稳定后，及早下床活动。

4. 并发症的观察和护理

（1）腹腔内出血：常发生在术后 24 小时内，表现为腹痛、腹胀、面色苍白、脉搏细速、血压下降等内出血表现或腹腔引流管有血性液引出。应嘱患者立即平卧，快速静脉输液、输血，并做好紧急手术止血的准备。

（2）切口感染：是术后最常见的并发症，表现为术后 2～3 日体温升高，切口胀痛、红肿、压痛等，可给予抗生素、理疗等，如已化脓应拆线引流脓液。

（3）腹腔脓肿：多见于化脓性或坏疽性阑尾炎术后，表现为术后5～7 日体温升高或下降后又升高，有腹痛、腹胀、腹部压痛、腹肌紧张或腹部包块，常发生于盆腔、膈下、肠间隙等处，可出现直肠膀胱刺激症状及全身中毒症状。

（4）粘连性肠梗阻：常为不完全性肠梗阻，以非手术治疗为主，完全性肠梗阻者应手术治疗。

（5）粪瘘：少见，一般经非手术治疗后粪瘘可自行闭合。

七、特殊类型阑尾炎

（一）小儿急性阑尾炎

小儿大网膜发育不全，难以包裹发炎的阑尾。其临床特点：①病情发展快且重，早期出现高热、呕吐等胃肠道症状。②右下腹体征不明显。③小儿阑尾管壁薄，极易发生穿孔，并发症和死亡率较高。处理原则：及早手术。

（二）妊娠期急性阑尾炎

妊娠期急性阑尾炎较常见，发病多在妊娠前 6 个月。临床特点：①妊娠期盲肠和阑尾被增大的子宫推压上移，压痛点也随之上移。②腹膜刺激征不明显。③大网膜不易包裹炎症的阑尾，炎症易扩散。④炎症刺激子宫收缩，易引起流产或早产，威胁母子安全。处理原则：及早手术。

（三）老年人急性阑尾炎

老年人对疼痛反应迟钝，防御功能减退，其临床特点为：

①主诉不强烈，体征不典型，易延误诊断和治疗。②阑尾动脉多硬化，易致阑尾缺血坏死或穿孔。③常伴有心血管病、糖尿病等，使病情复杂严重。处理原则：及早手术。

第二节　急性化脓性腹膜炎患者的护理

一、概念

急性化脓性腹膜炎是指由化脓性细菌，包括需氧菌和厌氧菌或两者混合所引起的腹膜腔急性感染。急性化脓性腹膜炎累及整个腹腔称为急性弥漫性腹膜炎，腹膜腔炎症仅局限于病灶局部称为局限性腹膜炎，并可形成脓肿。根据腹腔内有无病变又分为原发性腹膜炎和继发性腹膜炎。腹腔内无原发病灶，而是血源性引起的，称为原发性腹膜炎，占2％。继发于腹腔内空腔脏器穿孔、损伤破裂、炎症扩散和手术污染等所引起的腹膜炎，称之为继发性腹膜炎，是急性化脓性腹膜炎中最常见的一种，占98％。

二、临床表现

（一）腹痛

腹痛是最主要的症状，一般都很剧烈，不能忍受，且呈持续性，当患者深呼吸、咳嗽、转动体位时加重，故患者多不愿意改变体位。疼痛先以原发病灶处最明显，随炎症扩散可波及全腹。

（二）恶心、呕吐

恶心、呕吐为早期出现的胃肠道症状。腹膜受到刺激，引起反射性恶心、呕吐，呕吐物为胃内容物。当出现麻痹性肠梗阻时，可吐出黄绿色胆汁，甚至粪质样内容物。

（三）全身症状

随着炎症发展，患者出现高热、大汗、口干、脉速、呼吸浅快等全身中毒症状，后期出现眼窝凹陷、四肢发冷、呼吸急促、脉搏细弱、血压下降、严重缺水、代谢性酸中毒及感染性休克的表现。但年老体衰或病情晚期者体温不一定升高，如脉搏加快，体温反而下降，提示病情恶化。

（四）腹部体征

腹胀明显，腹式呼吸减弱或消失。腹部有压痛、反跳痛、肌紧张，是腹膜炎的重要体征，称为腹膜刺激征。腹肌呈"木板样"多为胃十二指肠穿孔的临床表现，而老年、幼儿或极度虚弱的患者腹肌紧张可不明显，易被忽视。胃十二指肠穿孔时，腹腔可有游离气体，叩诊肝浊音界缩小或消失。腹腔内有较多积液时，移动性浊音呈阳性。

三、辅助检查

（一）血液检查

白细胞总数及中性粒细胞升高，可出现中毒性颗粒。病情危重或机体反应低下时，白细胞计数可不增高。

（二）腹部 X 线检查

立位平片，可见膈下游离气体；卧位片，在腹膜炎有肠麻痹时可见肠祥普遍胀气，肠间隙增宽及腹膜外脂肪线模糊以至消失。

（三）直肠指检

直肠前壁触痛、饱满，可判断有无盆腔感染或盆腔脓肿形成。

（四）B 超检查

B 超检查可帮助判断腹腔病变部位。

（五）腹腔穿刺

腹腔穿刺是指可根据抽出液性状、气味、混浊度作细菌培养、涂片，以及淀粉酶测定来帮助诊断及确定病变部位和性质。

四、护理措施

急性腹膜炎的治疗分为非手术和手术两种方法。非手术疗法主要适用于：原发性腹膜炎；急性腹膜炎原因不明，病情不重，全身情况较好；炎症已有局限化趋势，症状有所好转。手术疗法主要适用于：腹腔内病变严重；腹膜炎严重或腹膜炎原因不明，无局限趋势；患者一般情况差，腹腔积液多，肠麻痹重或中毒症状明显，甚至出现休克者；经短期（一般不超过 8～12 小时）非手术治疗症状及体征不缓解反而加重者。其治疗原则是：处理原发病灶，消除引起腹膜炎的病因，清理或引流腹腔，促使腹腔脓性渗出液尽早局限、吸收。

（一）术前护理

（1）病情观察：定时监测体温、脉搏、呼吸、血压，准确记录 24 小时出入量。观察腹部体征变化，对休克患者应监测中心静脉压及血气分析数值。

（2）禁食：尤其是胃肠道穿孔者，可减少胃肠道内容物继续溢入腹腔。

（3）胃肠减压：可减轻胃肠道内积气、积液，减少胃肠内容物继续溢入腹腔，有利于减轻腹膜的疼痛刺激，减少毒素吸收，降低肠壁张力，改善肠壁血液供给，利于炎症局限，并促进胃肠道蠕动恢复。

（4）保持水、电解质平衡：腹膜炎时，腹腔内有大量液体渗出，加之呕吐，患者不仅丧失水、电解质，也丧失了大量的血浆，应根据患者的临床表现和血生化测定、中心静脉压等监测，输入适量的晶体液和胶体液，纠正水、电解质和酸碱失衡，保持尿量每小时 30 mL 以上。

（5）抗感染：继发性腹膜炎常为混合感染，因此需针对性地、大剂量联合应用抗生素。

（6）对诊断不明确者，应严禁使用止痛剂，以免掩盖病情，贻误诊断和治疗。

（7）积极做好手术准备，做好患者及家属的工作，解除思想顾虑，积极配合治疗。

（二）术后护理

（1）定时监测体温、脉搏、呼吸、血压以及尿量的变化。

（2）患者血压平稳后，应取半卧位，以利于腹腔引流，减轻腹胀，改善呼吸。

（3）补液与营养：由于术前大量体液丧失，患者术后又需禁食，故要注意水、电解质平衡，酸碱平衡和营养的补充。

（4）继续胃肠减压：腹膜炎患者虽经手术治疗，但腹膜的炎症尚未清除，肠蠕动尚未恢复，故应禁食，同时采用有效的胃肠减压，直至肠蠕动恢复，肛门排气后，方可拔除胃管，开始进食。

（5）引流的护理：妥善固定引流管，避免受压、扭曲，保持通畅，观察并记录引流量、颜色、气味等。如需用负压吸引者应注意负压大小，如用双套管引流者，常需用抗生素盐水冲洗，冲洗时应注意无菌操作，记录冲洗量和引流量及性状。冲洗时注意保持床铺的干燥。

（6）应用抗生素以减轻和防治腹腔残余感染。

（7）为了减少患者的不适，酌情使用止痛剂。

（8）鼓励患者早期活动，防止肠粘连。

（9）观察有无腹腔残余脓肿，如患者体温持续不退或下降后又有升高，白细胞计数升高，全身有中毒症状，以及腹部局部体征的变化，大便次数增多等提示有残余脓肿，应及时报告医生处理。

（三）健康教育

（1）术后肠功能恢复后的饮食要根据不同疾病具体计划，先吃流质饮食，再过渡到半流饮食。应指导和鼓励患者吃易消化、高蛋白、高热量、高维生素饮食。

（2）向患者解释术后半卧位的意义。在病情允许的情况下，应鼓励患者尽早下床活动。

（3）出院后如突然出现腹痛加重，应及时到医院就诊。

第三节　　肠梗阻患者的护理

肠腔内容物不能正常运行或通过肠道发生障碍时，称为肠梗阻，是外科常见的急腹症之一。

一、病因和分类

（一）按梗阻发生的原因分类

（1）机械性肠梗阻：最常见，是由各种原因引起的肠腔变窄、肠内容物通过障碍。主要原因：①肠腔堵塞：如寄生虫、粪块、异物等。②肠管受压：如粘连带压迫、肠扭转、嵌顿性疝等。③肠壁病变：如先天性肠道闭锁、狭窄、肿瘤等。

（2）动力性肠梗阻：较机械性肠梗阻少见。肠管本身无病变，梗阻原因是由于神经反射和毒素刺激引起肠壁功能紊乱，致肠内容物不能正常运行。可分为：①麻痹性肠梗阻：常见于急性弥漫性腹膜炎、腹部大手术、腹膜后血肿或感染等。②痉挛性肠梗阻：由于肠壁肌肉异常收缩所致，常见于急性肠炎或慢性铅中毒。

（3）血运性肠梗阻：较少见。由于肠系膜血管栓塞或血栓形成，使肠管血运障碍，继而发生肠麻痹，肠内容物不能通过。

（二）按肠管血运有无障碍分类

（1）单纯性肠梗阻：无肠管血运障碍。

（2）绞窄性肠梗阻：有肠管血运障碍。

（三）按梗阻发生的部位分类

高位性肠梗阻（空肠上段）和低位性肠梗阻（回肠末段和结肠）。

（四）按梗阻的程度分类

完全性肠梗阻（肠内容物完全不能通过）和不完全性肠梗阻（肠内容物部分可通过）。

（五）按梗阻病情的缓急分类

急性肠梗阻和慢性肠梗阻。

二、病理生理

（一）肠管局部的病理生理变化

（1）肠蠕动增强：单纯性机械性肠梗阻，梗阻以上的肠蠕动增强，以克服肠内容物通过的障碍。

（2）肠管膨胀：肠腔内积气、积液所致。

（3）肠壁充血水肿、血运障碍，严重时可导致坏死和穿孔。

（二）全身性病理生理变化

（1）体液丢失和电解质、酸碱平衡失调。

（2）全身性感染和毒血症，甚至发生感染中毒性休克。

（3）呼吸和循环功能障碍。

三、临床表现

（一）症状

1. 腹痛

单纯性机械性肠梗阻的特点是阵发性腹部绞痛；绞窄性肠梗阻表现为持续性剧烈腹痛伴阵发性加剧；麻痹性肠梗阻呈持续性胀痛。

2. 呕吐

早期常为反射性，呕吐胃内容物，随后因梗阻部位不同，呕吐的性质各异。高位肠梗阻呕吐出现早且频繁，呕吐物主要为胃液、十二指肠液、胆汁；低位肠梗阻呕吐出现晚，呕吐物常为粪样物，若呕吐物为血性或棕褐色，常提示肠管有血运障碍；麻痹性肠梗阻呕吐多为溢出性。

3. 腹胀

高位肠梗阻，腹胀不明显；低位肠梗阻及麻痹性肠梗阻则腹胀明显。

4. 停止肛门排气排便

完全性肠梗阻时，患者多停止排气、排便，但在梗阻早期，梗阻以下肠管内尚存的气体或粪便仍可排出。

（二）体征

1. 腹部

（1）视诊：单纯性机械性肠梗阻可见腹胀、肠型和异常蠕动波，肠扭转时腹胀多不对称；

（2）触诊：单纯性肠梗阻可有轻度压痛但无腹膜刺激征，绞窄性肠梗阻可有固定压痛和腹膜刺激征；

（3）叩诊：绞窄性肠梗阻时腹腔有渗液，可有移动性浊音；

（4）听诊：机械性肠梗阻肠鸣音亢进，可闻及气过水声或金属音，麻痹性肠梗阻肠鸣音减弱或消失。

2. 全身

单纯性肠梗阻早期多无明显全身性改变，梗阻晚期可有口唇干燥、眼窝凹陷、皮肤弹性差、尿少等脱水征。严重脱水或绞窄性肠梗阻时，可出现脉搏细速、血压下降、面色苍白、四肢发冷等中毒和休克征象。

（三）辅助检查

（1）实验室检查：肠梗阻晚期，血红蛋白和血细胞比容升高，并有水、电解质及酸碱平衡失调。绞窄性肠梗阻时，白细胞计数和中性粒细胞比例明显升高。

（2）X线检查：一般在肠梗阻发生 4～6 小时后，立位或侧卧位X线平片可见肠胀气及多个液气平面。

四、治疗原则

（一）一般治疗

（1）禁食。

（2）胃肠减压：是治疗肠梗阻的重要措施之一。通过胃肠减压，吸出胃肠道内的气体和液体，从而减轻腹胀，降低肠腔内压力，改善肠壁血运，减少肠腔内的细菌和毒素。

（3）纠正水、电解质及酸碱平衡失调。

（4）防治感染和中毒。

（5）其他：对症治疗。

（二）解除梗阻

解除梗阻分为非手术治疗和手术治疗两大类。

五、常见几种肠梗阻

（一）粘连性肠梗阻

粘连性肠梗阻是肠粘连或肠管被粘连带压迫所致的肠梗阻，较为常见。其主要由腹部手术、炎症、创伤、出血、异物等所致，以小肠梗阻为多见，多为单纯性不完全性梗阻。粘连性肠梗阻多采取非手术治疗，如无效或发生绞窄性肠梗阻时应及时手术治疗。

（二）肠扭转

肠扭转指一段肠管沿其系膜长轴旋转而形成的闭襻性肠梗阻，常发生于小肠，其次是乙状结肠。①小肠扭转：多见于青壮年，常在饱餐后立即进行剧烈活动时发病。表现为突发腹部绞痛，呈持续性伴阵发性加剧，呕吐频繁，腹胀不明显。②乙状结肠扭转：多见于老年人，常有便秘习惯，表现为腹部绞痛，明显腹胀，呕吐不明显。肠扭转是较严重的机械性肠梗阻，可在短时间内发生肠绞窄、坏死，一经诊断，应急症手术治疗。

（三）肠套叠

肠套叠指一段肠管套入与其相连的肠管内，以回结肠型（回肠末端套入结肠）最多见。肠套叠多见于2岁以下婴幼儿。典型表现为阵发性腹痛、果酱样血便和腊肠样肿块（多位于右上腹），右下腹触诊有空虚感。X线空气或钡剂灌肠显示空气或钡剂在结肠内受阻，梗阻端的钡剂影像呈"杯口状"或"弹簧状"阴影。早期肠套叠可试行空气灌肠复位，无效者或病期超过48小时，怀疑有肠坏死或肠穿孔者，应行手术治疗。

（四）蛔虫性肠梗阻

蛔虫性肠梗阻由于蛔虫聚集成团并刺激肠管痉挛致肠腔堵塞，多见于2～10岁儿童，驱虫不当常为诱因。主要表现为阵发性脐部周围腹痛，伴呕吐，腹胀不明显。部分患者腹部可触及变形、变位的条索状团块。少数患者可并发肠扭转或肠壁坏死穿孔，蛔虫进入腹腔引起腹膜炎。单纯性蛔虫堵塞多采用非手术治疗，包括解痉止痛、禁食、酌情胃肠减压、输液、口服植物油驱虫等，若无效或并发肠扭转、腹膜炎时，应行手术取虫。

六、肠梗阻患者的护理

（一）护理诊断/问题

1. 疼痛

疼痛与肠内容物不能正常运行或通过障碍有关。

2. 体液不足

体液不足与呕吐、禁食、胃肠减压、肠腔积液有关。

3. 潜在并发症

肠坏死、腹腔感染、休克。

（二）护理措施

1. 非手术治疗的护理

（1）饮食：禁食，梗阻缓解 12 小时后可进少量流质饮食，忌甜食和牛奶，48 小时后可进半流食。

（2）胃肠减压，做好相关护理。

（3）体位：生命体征稳定者可取半卧位。

（4）解痉挛、止痛：若无肠绞窄或肠麻痹，可用阿托品解除痉挛、缓解疼痛，禁用吗啡类止痛药，以免掩盖病情。

（5）输液：纠正水、电解质和酸碱失衡，记录 24 小时出入液量。

（6）防治感染和中毒：遵照医嘱应用抗生素。

（7）严密观察病情变化：出现下列情况时应考虑有绞窄性肠梗阻的可能，应及早采取手术治疗：①腹痛发作急骤，为持续性剧烈疼痛，或在阵发性加重之间仍有持续性腹痛，肠鸣音可不亢进。②早期出现休克。③呕吐早、剧烈而频繁。④腹胀不对称，腹部有局部隆起或触及有压痛的包块。⑤明显的腹膜刺激征，体温升高、脉快、白细胞计数和中性粒细胞比例增高。⑥呕吐物、胃肠减压抽出液、肛门排出物为血性或腹腔穿刺抽出血性液。⑦腹部 X 线检查可见孤立、固定的肠襻；⑧经积极非手术治疗后症状、体征无明显改善者。

2. 手术前后的护理

（1）术前准备：除上述非手术护理措施外，按腹部外科常规行术前准备。

（2）术后护理：①病情观察，观察患者生命体征、腹部症状和体征的变化，伤口敷料及引流情况，及早发现术后并发症。②卧位：麻醉清醒、血压平稳后取半卧位。③禁食、胃肠减压，待排气后，逐步恢复饮食。④防止感染：遵照医嘱应用抗生素。⑤鼓励患者早期活动。

第四节　胃十二指肠损伤患者的护理

一、概述

由于有肋弓保护且活动度较大，柔韧性较好，壁厚，钝挫伤时胃很少受累，只有胃膨胀时偶有发生胃损伤。上腹或下胸部的穿透伤则常导致胃损伤，多伴有肝、脾、横膈及胰等损伤。胃镜检查及吞入锐利异物或吞入酸、碱等腐蚀性毒物也可引起穿孔，但很少见。十二指肠损伤是由于上中腹部受到间接暴力或锐器的直接刺伤而引起的，缺乏典型的腹膜炎症状和体征，术前诊断困难，漏诊率高，多伴有腹部脏器合并伤，病死率高，术后并发症多，肠瘘发生率高。

二、护理评估

（一）健康史

详细询问患者、现场目击者或陪同人员，以了解受伤的时间地点、环境，受伤的原因，外力的特点、大小和作用方向，坠跌高度；了解受伤前后饮食及排便情况，受伤时的体位，有无防御，伤后意识状态、症状、急救措施、运送方式，既往疾病及手术史。

（二）临床表现

（1）胃损伤若未波及胃壁全层，可无明显症状。若全层破裂，由于胃酸有很强的化学刺激性，可立即出现剧痛及腹膜刺激征。当破裂口接近贲门或食管时，可因空气进入纵隔而呈胸壁下气肿。较大的穿透性胃损伤时，可自腹壁流出食物残渣、胆汁和气体。

（2）十二指肠破裂后，因有胃液、胆汁及胰液进入腹腔，早期即可发生急性弥漫性腹膜炎，有剧烈的刀割样持续性腹痛伴恶心、呕吐，腹部检查可见有板状腹、腹膜刺激征症状。

（三）辅助检查

（1）疑有胃损伤者，应置胃管，若自胃内吸出血性液或血性物者可确诊。

（2）腹腔穿刺术和腹腔灌洗术：腹腔穿刺抽出不凝血液、胆汁，灌洗吸出 10 mL 以上肉眼可辨的血性液体，即为阳性结果。

（3）X 线检查：腹部 X 线片可显示腹膜后组织积气、肾脏轮廓清晰、腰大肌阴影模糊不清等有助于腹膜后十二指肠损伤的诊断。

（4）CT 检查：可显示少量的腹膜后积气和渗至肠外的造影剂。

（四）治疗原则

抗休克和及时、正确的手术处理是治疗的两大关键。

（五）心理、社会因素

胃十二指肠外伤性损伤多数在意外情况下发生，患者出现突发外伤后易出现紧张、痛苦、悲哀、恐惧等心理变化，担心手术成功及疾病预后。

三、护理问题

（一）疼痛

疼痛与胃肠破裂、腹腔内积液、腹膜刺激征有关。

（二）组织灌注量不足

这与大量失血、失液，严重创伤，有效循环血量减少有关。

（三）焦虑或恐惧

这种情绪与经历意外及担心预后有关。

（四）潜在并发症

出血、感染、肠瘘、低血容量性休克。

四、护理目标

（1）患者疼痛减轻。

（2）患者血容量得以维持，各器官血供正常、功能完整。

（3）患者焦虑或恐惧减轻或消失。

（4）护士密切观察病情变化，如发现异常，及时报告医生，并配合处理。

五、护理措施

（一）一般护理

（1）预防低血容量性休克：吸氧、保暖、建立静脉通道，遵医嘱输入温热生理盐水或乳酸盐林格液，抽血查全血细胞计数、血型和交叉配血。

（2）密切观察病情变化：每 15～30 分钟应评估患者情况。评估内容包括意识状态、生命体征、肠鸣音、尿量、氧饱和度、有无呕吐、肌紧张和反跳痛等。观察胃管内引流物颜色、性质及量，若引流出血性液体，提示有胃、十二指肠破裂的可能。

（3）术前准备：胃、十二指肠破裂大多需要手术处理，故患者入院后，在抢救休克的同时，尽快完成术前准备工作，如备皮、备血、插胃管及留置尿管、做好抗生素皮试等，一旦需要，可立即实施手术。

（二）心理护理

评估患者对损伤的情绪反应，鼓励他们说出自己内心的感受，帮助建立积极有效的应对措施。向患者介绍有关病情、损伤程度、手术方式及疾病预后，鼓励患者，告诉患者良好的心态、积极的配合有利于疾病早日康复。

（三）术后护理

1. 体位

患者意识清楚、病情平稳，给予半坐卧位，有利于引流及呼吸。

2. 禁食、胃肠减压

观察胃管内引流液颜色、性质及量，若引流出血性液体，提示有胃、十二指肠再出血的可能。十二指肠创口缝合后，胃肠减压管置于十二指肠腔内，使胃液、肠液、胰液得到充分引流，一定要妥善固定，避免脱出。一旦脱出，要在医生的指导下重新置管。

3. 严密监测生命体征

术后 15～30 分钟监测生命体征直至患者病情平稳。注意肾功能的改变，胃十二指肠损伤后，特别有出血性休克时，肾脏会受到一定的损害，尤其是严重腹部外伤伴有重度休克者，有发生急性肾功能障碍的危险，所以，术后应密切注意尿量，争取保持每小时尿量在 50 mL 以上。

4. 补液和营养支持

根据医嘱，合理补充水、电解质和维生素，必要时输新鲜血、血浆，维持水、电解质、酸碱平衡。给予肠内、外营养支持，促进合成代谢，提高机体防御能力。继续应用有效抗生素，控制腹腔内感染。

5. 术后并发症的观察和护理

（1）出血：如胃管内 24 小时内引流出新鲜血液大于200mL，提示吻合口出血，要立即配合医生给予胃管内注入凝血酶粉、冰盐水洗胃等止血措施。

（2）肠瘘：患者术后持续低热或高热不退，腹腔引流管中引流出黄绿色或褐色渣样物，有恶臭或引流出大量气体，提示肠瘘发生，要配合医生进行腹腔双套管冲洗，并做好相应护理。

（四）健康教育

（1）讲解术后饮食注意事项，当患者胃肠功能恢复，一般 3～5 天后开始恢复饮食，由流质逐步恢复至半流质、普食，进食高蛋白、高能量、易消化饮食，增强抵抗力，促进愈合。

（2）行全胃切除或胃大部分切除术的患者，因胃肠吸收功能下降，要及时补充微量元素和维生素等营养素，预防贫血、腹泻等并发症。

（3）避免工作过于劳累，注意劳逸结合。讲明饮酒、抽烟对胃、十二指肠疾病的危害性。

（4）避免长期大量服用非甾体抗炎药，如布洛芬等，以免引起胃肠道黏膜损伤。

第五节　脾破裂患者的护理

一、概述

脾脏是一个血供丰富而质脆的实质性器官，脾脏是腹部脏器中最容易受损伤的器官，发生率几乎占各种腹部损伤的 40％左右。它被与其包膜相连的诸韧带固定在左上腹的后方，尽管有下胸壁、腹壁和膈肌的保护，但外伤暴力很容易使其破裂引起内出血，以真性破裂多见，约占 85％。根据不同的病因，脾破裂分成两大类。①外伤性破裂：占绝大多数，都有明确的外伤史，裂伤部位以脾脏的外侧凸面为多，也可在内侧脾门处，主要取决于暴力作用的方向和部位。②自发性破裂：极少见，且主要发生在病理性肿大（门静脉高压症、血吸虫病、淋巴瘤等）的脾脏。如仔细追询病史，多数仍有一定的诱因，如剧烈咳嗽、打喷嚏或突然改变体位等。

二、护理评估

（一）健康史

了解患者腹部损伤的时间、地点以及致伤源、伤情、就诊前的急救措施、受伤至就诊之间的病情变化，如果患者神志不清，应询问目击人员。患者一般有上腹火器伤、锐器伤或交通事故、工伤等外伤史或病理性（门静脉高压症、血吸虫病、淋巴瘤等）的脾脏肿大病史。

（二）临床表现

脾破裂的临床表现以内出血及腹膜刺激征为特征，并常与出血量和出血速度密切相关。出血量大而速度快的很快就出现低血容量性休克，伤情十分危急；出血量少而慢者症状轻微，除左上腹轻度疼痛外，无其他明显体征，不易诊断。随着时间的推移，出血量越来越大，才出现休克前期的表现，继而发生休克。由于血液对腹膜的刺激而有腹痛，起始在左上腹，慢慢涉及全腹，但仍以左上腹最为明显，同时有腹部压痛、反跳痛和腹肌紧张。

（三）诊断及辅助检查

创伤性脾破裂的诊断主要依赖：①损伤病史或病理性脾脏肿大病史。②临床有内出血的表现。③腹腔诊断性穿刺抽出不凝固血液。④对诊断确有困难、伤情允许的病例，采用腹腔灌洗、B 型超声、核素扫描、CT 或选择性腹腔动脉造影等帮助明确诊断。B 型超声是一种常用检查，可明确脾脏破裂程度。⑤实验室检查发现红细胞、血红蛋白和血细胞比容进行性降低，提示有内出血。

（四）治疗原则

随着对脾功能认识的深化，在坚持"抢救生命第一，保留脾脏第二"的原则下，尽量保留脾脏的原则已被绝大多数外科医生接受。彻底查明伤情后尽可能保留脾脏，方法有生物胶黏合止血、物理凝固止血、单纯缝合修补、部分脾切除等，必要时行全脾切除术。

（五）心理、社会因素

导致脾破裂的原因均是意外，患者痛苦大、病情重，且在创伤、失血之后，处于紧张状态，患者常有恐惧、急躁、焦虑，甚至绝望，又担心手术能否成功，对手术产生恐惧心理。

三、护理问题

（一）体液不足

这与损伤致腹腔内出血、失血有关。

（二）组织灌注量减少

这与导致休克的因素依然存在有关。

（三）疼痛

这与脾部分破裂、腹腔内积血有关。

（四）焦虑或恐惧

这与意外创伤的刺激、出血及担心预后有关。

（五）潜在并发症

出血。

四、护理目标

（1）患者体液平衡能得到维持，不发生失血性休克。

（2）患者神志清楚，四肢温暖、红润，生命体征平稳。

（3）患者腹痛缓解。

（4）患者焦虑或恐惧程度缓解。

（5）护士要密切观察病情变化，如发现异常，及时报告医生，并配合处理。

五、护理措施

（一）一般护理

1. 严密观察监护伤员病情变化

把患者的脉率、血压、神志、氧饱和度（SaO_2）及腹部体征作为常规监测项目，建立治疗时的数据，为动态监测患者生命体征提供依据。

2. 补充血容量

建立两条静脉通路，快速输入平衡盐液及血浆或代用品，扩充血容量，维持水、电解质及酸碱平衡，改善休克状态。

3. 保持呼吸道通畅

及时吸氧，改善因失血而导致的机体缺氧状态，改善有效通气量，并注意清除口腔中异物、假牙，防止误吸，保持呼吸道通畅。

4. 密切观察患者尿量变化

怀疑脾破裂病员应常规留置导尿管，观察单位时间的尿量，如尿量＞30 mL/h，说明病员休克已纠正或处于代偿期。如尿量＜30 mL/h甚至无尿，则提示患者已进入休克或肾衰竭期。

5. 术前准备

观察中如发现继续出血（48 小时内输血超过 1 200 mL）或有其他脏器损伤，应立即做好药物皮试、备血、腹部常规备皮等手术前准备。

（二）心理护理

对患者要耐心做好心理安抚，让患者知道手术的目的、意义及手术效果，消除紧张恐惧心理，还要尽快通知家属并取得其同意和配合，使患者和家属都有充分的思想准备，积极主动配合抢救和治疗。

（三）术后护理

1. 体位

术后应去枕平卧，头偏向一侧，防止呕吐物吸入气管，如清醒后血压平稳，病情允许可采取半卧位，以利于腹腔引流。患者不得过早起床活动。一般需卧床休息 10～14 天。以 B 超或 CT 检查为依据，观察脾脏愈合程度，确定能否起床活动。

2. 密切观察生命体征变化

按时测血压、脉搏、呼吸、体温，观察再出血倾向。部分脾切除患者，体温持续在 38～40 ℃约 2～3 周，化验检查白细胞计数不高，称为"脾热"。对"脾热"的患者，按高热护理及时给予物理降温，并补充水和电解质。

3. 管道护理

保持大静脉留置管输液通畅，保持无菌，定期消毒。保持胃管、导尿管及腹腔引流管通畅，妥善固定，防止脱落，注意引流物的量及性状的变化。若引流管引流出大量的新鲜血性液体，提示活动性出血，及时报告医生处理。

4. 改善机体状况，给予营养支持

术后保证患者有足够的休息和睡眠，禁食期间补充水、电解质，避免酸碱平衡失调，肠功能恢复后方可进食。应给予高热量、高蛋白、高维生素饮食，静脉滴注复方氨基酸、血浆等，保证机体需要，促进伤口愈合，减少并发症。

（四）健康教育

（1）患者住院 2～3 周后出院，出院时复查 CT 或 B 超，嘱患者每月复查 1 次，直至脾损伤愈合，脾脏恢复原形态。

（2）嘱患者若出现头晕、口干、腹痛等不适，均应停止活动并平卧，及时到医院检查治疗。

（3）继续注意休息，脾损伤未愈合前避免体力劳动，避免剧烈运动，如弯腰、下蹲、骑摩托车等。注意保护腹部，避免外力冲撞。

（4）避免增加腹压，保持排便通畅，避免剧烈咳嗽。

（5）脾切除术后，患者免疫力低下，注意保暖，预防感冒，避免进入拥挤的公共场所。坚持锻炼身体，提高机体免疫力。

第六节　小肠破裂患者的护理

一、概述

小肠是消化管中最长的一段肌性管道，也是消化与吸收营养物质的重要场所。人类小肠全长3～9 m，平均5～7 m，个体差异很大。其分为十二指肠、空肠和回肠三部分，十二指肠属上消化道，空肠及其以下肠段属下消化道。

各种外力的作用所致的小肠穿孔称为小肠破裂。小肠破裂在战时和平时均较常见，多见于交通事故、工矿事故、生活事故如坠落、挤压、刀伤和火器伤。小肠可因穿透性与闭合性损伤造成肠管破裂或肠系膜撕裂。小肠占满整个腹部，又无骨骼保护，因此易于受到损伤。由于小肠壁厚，血运丰富，故无论是穿孔修补或肠段切除吻合术，其成功率均较高，发生肠瘘的机会少。

二、护理评估

（一）健康史

了解患者腹部损伤的时间、地点及致伤源、伤情、就诊前的急救措施、受伤至就诊之间的病情变化，如果患者神志不清，应询问目击人员。

（二）临床表现

小肠破裂后在早期即产生明显的腹膜炎的体征，这是因为肠管破裂肠内容物溢出至腹腔所致。症状以腹痛为主，程度轻重不同，可伴有恶心及呕吐，腹部检查肠鸣音消失，腹膜刺激征明显。

小肠损伤初期一般均有轻重不等的休克症状，休克的深度除与损伤程度有关外，主要取决于内出血的多少，表现为面色苍白、烦躁不安、脉搏细速、血压下降、皮肤发冷等。若为多发性小肠损伤或肠系膜撕裂大出血，可迅速发生休克并进行性恶化。

（三）辅助检查

（1）实验室检查：白细胞计数升高说明腹腔炎症；血红蛋白含量取决于内出血的程度，内出血少时变化不大。

（2）X 线检查：X 线透视或摄片，检查有无气腹与肠麻痹的征象，因为一般情况下小肠内气体很少，且损伤后伤口很快被封闭，不但膈下游离气体少见，且使一部分患者早期症状隐匿。因此，阳性气腹有诊断价值，但阴性结果也不能排除小肠破裂。

（3）腹部 B 超检查：对小肠及肠系膜血肿、腹腔积液均有重要的诊断价值。

（4）CT 或磁共振检查：对小肠损伤有一定诊断价值，而且可对其他脏器进行检查，有时可能发现一些未曾预料的损伤，有助于减少漏诊。

（5）腹腔穿刺：有混浊的液体或胆汁色的液体，说明肠破裂，穿刺液中白细胞、淀粉酶含量均升高。

（四）治疗原则

小肠破裂一旦确诊，应立即进行手术治疗。手术方式以简单修补为主。肠管损伤严重时，则应做部分小肠切除吻合术。

（五）心理、社会因素

小肠损伤大多在意外情况下突然发生，加之伤口、出血及内脏脱出的视觉刺激和对预后的担忧，患者多表现为紧张、焦虑、恐惧。应了解其患病后的心理反应，对本病的认知程度和心理承受能力，家属及亲友对其支持情况、经济承受能力等。

三、护理问题

（一）有体液不足的危险

这与创伤致腹腔内出血、体液过量丢失、渗出及呕吐有关。

（二）焦虑、恐惧

这与意外创伤的刺激、疼痛、出血、内脏脱出的视觉刺激及担心疾病的预后等有关。

（三）体温过高

这与腹腔内感染毒素吸收和伤口感染等因素有关。

（四）疼痛

这与小肠破裂或手术有关。

（五）潜在并发症

腹腔感染、肠瘘、失血性休克。

（六）营养失调，低于机体需要量

这与消化道的吸收面积减少有关。

四、护理目标

（1）患者体液平衡得到维持，生命体征稳定。

（2）患者情绪稳定，焦虑或恐惧减轻，主动配合医护工作。

（3）患者体温维持正常。

（4）患者主诉疼痛有所缓解。

（5）护士密切观察病情变化，如发现异常，及时报告医生，并配合处理。

（6）患者体重不下降。

五、护理措施

（一）一般护理

1. 伤口处理

对开放性腹部损伤者，妥善处理伤口，及时止血和包扎固定。若有肠管脱出，可用消毒或清洁器皿覆盖保护后再包扎，以免肠管受压、缺血而坏死。

2. 病情观察

密切观察生命体征的变化，每 15 分钟测定脉搏、呼吸、血压一次。重视患者的主诉，若主诉心慌、脉快、出冷汗等，及时报告医生。不注射止痛药（诊断明确者除外），以免掩盖伤情。不随意搬动伤者，以免加重病情。

3. 腹部检查

每 30 分钟检查一次腹部体征，注意腹膜刺激征的程度和范围变化。

4. 禁食和灌肠

禁食和灌肠可避免肠内容物进一步溢出，造成腹腔感染或加重病情。

5. 补充液体和营养

注意纠正水、电解质及酸碱平衡失调，保证输液通畅，对伴有休克或重症腹膜炎的患者可进行中心静脉补液，这不仅可以保证及时大量的液体输入，而且有利于中心静脉压的监测，根据患者具体情况，适量补给全血、血浆或人血清蛋白，尽可能补给足够的热量和蛋白质、氨基酸及维生素等。

（二）心理护理

关心患者，加强交流，讲解相关病情、治疗方式及预后，使患者了解自己的病情，消除患者的焦虑和恐惧，保持良好的心理状态，并与其一起制定合适的应对机制，鼓励患者，增加治疗的信心。

（三）术后护理

1. 妥善安置患者

麻醉清醒后取半卧位，有利于腹腔炎症的局限，改善呼吸状态。了解手术的过程，查看手术的部位，对引流管、输液管、胃管及氧气管等进行妥善固定，做好护理记录。

2. 监测病情

观察患者血压、脉搏、呼吸、体温的变化。注意腹部体征的变化。适当应用止痛药，减轻患者的不适。若切口疼痛明显，应检查切口，排除感染。

3. 引流管的护理

腹腔引流管保持通畅，准确记录引流液的性状及量。腹腔引流液应为少量血性液，若为绿色或褐色渣样物，应警惕腹腔内感染或肠瘘的发生。

4.饮食

继续禁食、胃肠减压，待肠功能逐渐恢复、肛门排气后，方可拔除胃肠减压管。拔除胃管当日可进清流食，第 2 日进流质饮食，第 3 日进半流食，逐渐过渡到普食。

5.营养支持

维持水、电解质和酸碱平衡，增加营养。维生素主要是在小肠被吸收，小肠部分切除后，要及时补充维生素 C、D、K 和复合维生素 B 等维生素和微量元素钙、镁等，可经静脉、肌内注射或口服进行补充，预防贫血，促进伤口愈合。

（四）健康教育

（1）注意饮食卫生，避免暴饮暴食，进易消化食物，少食刺激性食物，避免腹部受凉和饭后剧烈活动，保持排便通畅。

（2）注意适当休息，加强锻炼，增加营养，特别是回肠切除的患者要长期定时补充维生素 B_{12} 等营养素。

（3）定期门诊随访。若有腹痛、腹胀、停止排便及伤口红、肿、热、痛等不适，应及时就诊。

（4）加强社会宣传，增进劳动保护、安全生产、安全行车、遵守交通规则等知识，避免损伤等意外的发生。

（5）普及各种急救知识，在发生意外损伤时，能进行简单的自救或急救。

（6）无论腹部损伤的轻重，都应经专业医务人员检查，以免贻误诊治。

第九章

胰腺疾病患者的护理

第一节 急性胰腺炎患者的护理

一、病因

（一）梗阻因素

梗阻是最常见原因。常见于胆总管结石，胆管蛔虫症，Oddi括约肌水肿和痉挛等引起的胆管梗阻以及胰管结石、肿瘤导致的胰管梗阻。

（二）乙醇中毒

乙醇引起 Oddi 括约肌痉挛，使胰管引流不畅、压力升高。同时乙醇刺激胃酸分泌，胃酸又刺激促胰液素和缩胆囊素分泌增多，促使胰腺外分泌增加。

（三）暴饮暴食

尤其是高蛋白、高脂肪食物、过量饮酒可刺激胰腺大量分泌，胃肠道功能紊乱，或因剧烈呕吐导致十二指肠内压骤增，十二指肠液反流，共同通道受阻。

（四）感染因素

腮腺炎病毒、肝炎病毒、伤寒杆菌等经血流、淋巴进入胰腺所致。

（五）损伤或手术

胃胆管手术或胰腺外伤、内镜逆行胰管造影等因素可直接或间接损伤胰腺，导致胰腺缺血、Oddi 括约肌痉挛或刺激迷走神经，使胃酸、胰液分泌增加亦可导致发病。

（六）其他因素

内分泌或代谢性疾病，如高脂血症、高钙血症等，某些药物，如利尿剂，吲哚美辛、硫唑嘌呤等均可损害胰腺。

二、病理生理

根据病理改变可分为水肿性胰腺炎和出血坏死性胰腺炎两种。基本病理改变是水肿、出血和坏死，严重者可并发休克、化脓性感染及多脏器衰竭。

三、临床表现

（一）腹痛

大多为突然发作，常在饱餐后或饮酒后发病。多为全上腹持续剧烈疼痛伴有阵发性加重，向腰背部放射，疼痛与病变部位有关。胰头部以右上腹痛为主，向右肩部放射；胰尾部以左上腹为主，向左肩放射；累及全胰则呈束带状腰背疼痛。重型患者腹痛延续时间较长，由于渗出液扩散，腹痛可弥散至全腹，并有麻痹性肠梗阻现象。

（二）恶心、呕吐

早期为反射性频繁呕吐，多为胃十二指肠内容物，后期因肠麻痹或肠梗阻可呕吐小肠内容物。呕吐后腹胀不缓解为其特点。

（三）发热

发热与病变程度相一致。重型胰腺炎继发感染或合并胆管感染时可持续高热，如持续高热不退则提示合并感染或并发胰周脓肿。

（四）腹胀

腹胀是重型胰腺炎的重要体征之一，其原因是腹膜炎造成麻痹性肠梗阻所致。

（五）黄疸

黄疸多在胆源性胰腺炎时发生。严重者可合并肝细胞性黄疸。

（六）腹膜炎体征

水肿性胰腺炎时，压痛只局限于上腹部，常无明显肌紧张；

出血性坏死性胰腺炎压痛明显，并有肌紧张和反跳痛，范围较广泛或波及全腹。

（七）休克

严重患者出现休克，表现为脉细速，血压降低，四肢厥冷，面色苍白等。有的患者以突然休克为主要表现，称为暴发性急性胰腺炎。

（八）皮下淤斑

少数患者因胰酶及坏死组织液穿过筋膜与基层渗入腹壁下，可在季肋及腹部形成蓝棕色斑（Grey-turner 征）或脐周皮肤青紫（Cullen 征）。

四、辅助检查

（一）胰酶测定

1. 血清淀粉酶

90％以上的患者血清淀粉酶升高，通常在发病后 3～4 小时后开始升高，12～24 小时达到高峰，3～5 天恢复正常。

2. 尿淀粉酶测定

通常在发病后 12 小时开始升高，24～48 小时达高峰，持续 5～7 天开始下降。

3. 血清脂肪酶测定

在发病 24 小时升高至 1.5 康氏单位（正常值 0.5～1.0 U）。

（二）腹腔穿刺

穿刺液为血性混浊液体，可见脂肪小滴，腹水淀粉酶较血清淀粉酶值高 3～8 倍之多。并发感染时呈脓性。

（三）B 超检查

B 超检查可见胰腺弥漫性均匀肿大，界限清晰，内有光点反射，但较稀少，若炎症消退，上述变化持续 1～2 周即可恢复正常。

（四）CT 检查

CT 扫描显示胰腺弥漫肿大，边缘不光滑，当胰腺出现坏死时可见胰腺上有低密度、不规则的透亮区。

五、临床分型

（一）水肿性胰腺炎（轻型）

主要表现为腹痛、恶心、呕吐、腹膜炎体征、血和尿淀粉酶增高，经治疗后短期内可好转，死亡率低。

（二）出血坏死性胰腺炎（重型）

除上述症状、体征继续加重外，高热持续不退，黄疸加深，神志模糊和谵妄，高度腹胀，血性或脓性腹水，两侧腰部或脐下出现青紫淤斑，胃肠出血、休克等。实验室检查：白细胞增多（$>16 \times 10^9/L$），红细胞和血细胞比容降低，血糖升高（$>11.1 \ mmol/L$），血钙降低（$<2.0 \ mmol/L$），$PaO_2 < 8.0 \ kPa$（$60 \ mmHg$），血尿素氮或肌酐增高，酸中毒等。甚至出现急性肾衰竭、DIC、ARDS 等，死亡率较高。

六、治疗原则

（一）非手术治疗

急性胰腺炎大多采用非手术治疗。①严密观察病情。②减少胰液分泌，应用抑制或减少胰液分泌的药物。③解痉镇痛。④有效抗生素防治感染。⑤抗休克，纠正水电解质平衡失调。⑥抗胰酶疗法。⑦腹腔灌洗。⑧激素和中医中药治疗。

（二）手术治疗

1. 目的

清除含有胰酶、毒性物质的坏死组织。

2. 指征

采用非手术疗法无效者；诊断未明确而疑有腹腔脏器穿孔或肠坏死者；合并胆管疾病者；并发胰腺感染者。应考虑手术探查。

3. 手术方式

有灌洗引流、坏死组织清除和规则性胰腺切除术、胆管探查，T 形管引流和胃造瘘、空肠造瘘术等。

七、护理措施

（一）非手术期间的护理

1. 病情观察

严密观察神志，监测生命体征和腹部体征的变化，监测血气、凝血功能、血电解质变化，及早发现坏死性胰腺炎、休克和多器官衰竭。

2. 维持正常呼吸功能

给予高浓度氧气吸入，必要时给予呼吸机辅助呼吸。

3. 维护肾功能

详细记录每小时尿量、尿比重、出入水量。

4. 控制饮食、抑制胰腺分泌

对病情较轻者，可进少量清淡流质或半流质饮食，限制蛋白质摄入量，禁进脂肪。对病情较重或频繁呕吐者要禁食，行胃肠减压，遵医嘱给予抑制胰腺分泌的药物。

5. 预防感染

对病情重或胆源性胰腺炎患者给予抗生素，为预防真菌感染，应加用抗真菌药物。

6. 防治休克

维持水电解质平衡，应早期迅速补充水电解质，血浆，全血。还应预防低钾血症，低钙血症，在疾病早期应注意观察，及时矫正。

7. 心理护理

指导患者减轻疼痛的方法，解释各项治疗措施的意义。

（二）术后护理

1. 术后各种引流管的护理

（1）熟练掌握各种管道的作用，将导管贴上标签后与引流装置正确连接，妥善固定，防止导管滑脱。

（2）分别观察记录各引流管的引流液性状、颜色、量。

（3）严格遵循无菌操作规程，定期更换引流装置。

（4）保持引流通畅，防止导管扭曲。重型患者常有血块、坏死组织脱落，容易造成引流管阻塞。如有阻塞可用无菌温生理盐水冲洗，帮患者经常更换体位，以利引流。

（5）冲洗液、灌洗液现用现配。

（6）拔管护理：当患者体温正常并稳定 10 天左右，白细胞计数正常，腹腔引流液少于 5 mL，每天引流液淀粉酶测定正常后可考虑拔管。拔管后要注意拔管处伤口有无渗漏，如有渗液应及时更换敷料。拔管处伤口可在 1 周左右愈合。

2. 伤口护理

观察有无渗液、有无裂开，按时换药，并发胰外瘘时，要注意保持负压引流通畅，并用氧化锌糊剂保护瘘口周围皮肤。

3. 营养支持治疗与护理

根据患者营养评定状况，计算需要量，制订计划。第一阶段，术前和术后早期，需抑制分泌功能，使胰腺处于休息状态，同时因胃肠道功能障碍，此时需完全胃肠外营养（TPN）2～3 周。第二阶段，术后 3 周左右，病情稳定，肠道功能基本恢复，可通过空肠造瘘提供营养 3～4 周，称为肠道营养（TEN）。第三阶段，逐渐恢复经口进食，称为胃肠内营养（EN）。

4. 并发症的观察与护理

（1）胰腺脓肿及腹腔脓肿：术后 2 周的患者出现高热，腹部肿块，应考虑其可能。一般均为腹腔引流不畅，胰腺坏死组织及渗出液局部积聚感染所致。非手术疗法无效时应手术引流。

（2）胰瘘：如观察到腹腔引流有无色透明腹腔液经常外漏，其中淀粉酶含量高，为胰液外漏所致，合并感染时引流液可显脓性。多数可逐渐自行愈合。

（3）肠瘘：主要表现为明显的腹膜刺激征，引流液中伴有粪渣。瘘管形成后用营养支持治疗。长期不愈者，应考虑手术治疗。

（4）假性胰腺囊肿：多数需手术行囊肿切除或内引流手术，少数患者经非手术治疗 6 个月可自行吸收。

（5）糖尿病：胰腺部分切除后，可引起内、外分泌缺失。注意观察血糖、尿糖的变化，根据化验报告补充胰岛素。

5. 心理护理

由于病情重，术后引流管多，恢复时间长，患者易产生悲观急躁情绪，因此应关心体贴鼓励患者，帮助患者树立战胜疾病的信心，积极配合治疗。

八、健康教育

（1）饮食应少量多餐，注意食用富有营养易消化食物，避免暴饮暴食及酗酒。

（2）有胆管疾病、病毒感染者应积极治疗。

（3）告知会引发胰腺炎的药物种类，不得随意服药。

（4）有高糖血症，应遵医嘱口服降糖药或注射胰岛素，定时查血糖、尿糖，将血糖控制在稳定水平，防治各种并发症。

（5）出院4～6周，避免过度疲劳。

（6）门诊应定期随访。

第二节　胰腺癌患者的护理

一、病因

胰腺癌的病因至今尚不完全清楚。各方面流行病学调查显示，有些因素与胰腺癌的发病相关，有些存在分歧。

（一）人口因素和地区分布

胰腺癌多见于西方工业化国家。

（二）家族和遗传因素

患以下6种遗传性疾病者胰腺癌的发病机会增多：遗传性非息肉症型直肠癌；家族性乳腺癌；Paget病；共济失调－毛细血管扩张症；家族性非典型多发性痣-黑色素瘤综合征；遗传性胰腺炎。

（三）与其他疾病的关系

慢性胰腺炎、糖尿病、甲状腺肿瘤、其他良性内分泌瘤、囊性纤维变形等可能与胰腺癌的发病相关。

（四）生活与环境因素

无论男女，吸烟者胰腺癌发病率高于不吸烟者2～16倍不等。

高能量、高蛋白、高脂肪摄入与胰腺癌相关。此外，高碳水化合物、肉类、高胆固醇、亚硝胺和高盐食品均属不利因素。饮食中的纤维素、维生素 C、水果、蔬菜都是预防胰腺癌的有利因素；不进食或少进食保藏食品，进食生、鲜、压力锅或微波炉制备的食品起保护作用。

二、病理分型

（一）胰腺癌部位分布

（1）胰头癌：约占胰腺癌之 2/3 以上，常压迫和浸润导致胰管管腔狭窄或闭塞，远端易继发胰腺炎。

（2）胰体、胰尾部：约占胰腺癌之 1/4。胰体、胰尾部肿瘤体积较大，常由于浸润生长而致胰体、尾部周围有严重的癌性腹膜炎。

（3）全胰癌：约占胰腺癌之 1/20。

（二）组织学分类

（1）导管细胞癌：最常见，约占 90%。

（2）胰泡细胞癌。

（3）少见类型胰腺癌：多形性癌、腺鳞癌、黏液癌、大嗜酸性细胞癌以及胰腺囊—实性肿瘤等。

三、临床表现

（一）腹痛

腹痛是最常见的临床症状，近半数为首发症状。在胰腺癌的整个病程中，几乎所有病例都有不同性质和不同程度的疼痛出现。

（二）黄疸

梗阻性黄疸是胰腺癌的另一重要症状，是胰头癌的主要症状和体征，由癌肿侵及胆总管所致。

（三）消化道症状

由于胰液和胆汁排出受阻，患者常有食欲不振、上腹饱胀、消化不良、便秘或腹泻。上腹部不适多为上腹闷堵感觉，食后饱胀。约 10%～30% 患者以此为首发症状。

（四）消瘦

体重减轻也是胰腺癌的常见症状。其特征是发展速度快，发病后短期内即出现明显消瘦，短期内体重减轻 10 kg 甚至更多。可能是胰腺癌及癌旁胰岛细胞因子干扰糖原代谢，引起胰岛素抵抗，使机体不能有效利用葡萄糖而致消瘦。

（五）发热

至少有 10％胰腺癌患者病程中有发热出现，表现为低热、高热、间歇热或不规则发热等，可伴有畏寒，黄疸也随之加深，易被误诊为胆石症。

（六）血栓性静脉炎

中晚期胰体、胰尾部癌患者可并发下肢游走性或多发性血栓性静脉炎，表现为局部红、肿、热、痛等并可扪及条索状硬块；偶可发生门静脉血栓性静脉炎，出现门静脉高压。

（七）症状性糖尿病

部分胰腺癌患者可在上述症状出现之前发生症状性糖尿病，也可能原已控制的糖尿病无特殊原因突然加重。

（八）精神症状

部分患者可出现焦虑、抑郁、失眠、急躁及个性改变等精神症状。

四、诊断

（一）实验室检查

肿瘤标志物检测包括 CEA、CA19-9、CA724、CA50 等。CEA 胰腺癌阳性率 83％～92％，术后CEA 升高提示复发；CA19-9 对胰腺癌具有高度敏感性和特异性，应用免疫过氧化酶法检测 CA19-9，胰腺癌准确率高达 86％。大多数浸润型胰腺癌可检测到 K-ras 基因突变。Ras 基因的突变激活可引起血管内皮生长因子（VEGF）表达上调。约 73％的胰腺癌患者发现 P53 基因突变。

（二）影像学检查

（1）逆行胰胆管造影（ERCP）：将内镜插至十二指肠降段，在乳头部经内镜活检孔道插入造影导管，并进入乳头开口部、胆管和胰管内，注入对比剂，使胰管、胆管同时或先后显影，称为ERCP。胰头癌 ERCP 的诊断准确率可高达 95％。通过 ERCP 收集胰液做脱落细胞学检查，对胰腺癌的阳性诊断率可达 75％。

（2）血管造影检查：胰腺血管造影的适应证为确定胰腺内分泌肿瘤的位置，判断有无浸润、胰腺癌手术切除可能性等。

（3）胰腺 CT 检查：CT 目前仍是检测胰腺癌及做肿瘤分期的最常用方法，其检出肿瘤的阳性预测值可超过 90％；在判定肿瘤不能切除时，阳性率 100％。

（4）胰腺 MRI 检查：磁共振胰胆管成像（MRCP）是今年迅速发展起来的技术。

（5）超声成像：彩色超声血流具有无创、价廉、无须对比剂等优点，可单独判断和量化肿瘤的心血管化程度，肿瘤侵犯血管的情况以及血管性疾病。

五、治疗

胰腺癌恶性程度高，局部发展快，转移早，治疗效果不佳。

（一）手术治疗

手术是胰腺癌获得根治的唯一机会，只有 10％的胰腺癌患者获得手术的机会。能被切除的胰腺癌为：肿瘤可被完全切除，而无癌组织残留；肿瘤未侵及重要邻近器官；无血源性或远处淋巴结转移。

（二）放射治疗

对于手术不能切除病例，采用放疗＋化疗可以提高胰腺癌的疗效，明显延长患者生存期。单纯放疗者中位生存期明显低于放化疗结合患者。

（三）化学治疗

全身化疗可作为胰腺癌的辅助治疗，也可作为局部晚期不能切除或有转移病变胰腺癌的主要治疗。可作为胰腺癌的新辅助治疗，也可作为术后复发的姑息治疗。常见化疗药物有 5-FU、吉西他滨、奥沙利铂、顺铂、伊立替康。

吉西他滨 1000 mg/m^2，静脉滴注超过 30 分钟，3 周内每周

1 次，连续 3 次，然后休息 1 周为一周期。对于不能切除的转移性胰腺癌，单药吉西他滨是标准治疗。含吉西他滨的联合化放疗可用于局部晚期不能切除的胰腺癌患者，也可作为辅助治疗。吉西他滨两药联合可选择 GP（吉西他滨 ＋ 顺铂）、GEME（吉西他滨＋厄洛替尼 3 周方案）、GC（吉西他滨＋卡培他滨）等。奥沙利铂联合 5-FU 可作为二线治疗。

（四）靶向治疗

胰腺癌的生物靶向治疗逐渐引起重视。有研究显示特罗凯联合吉西他滨治疗使胰腺癌中位生存期延长。

（五）晚期胰腺癌的解救治疗

有梗阻及黄疸者可采用放置支架、激光手术、光动力治疗、放射治疗等迅速退黄；严重疼痛可联合放疗与吗啡类药物止痛，必要时给予神经毁损性治疗；肿瘤活动性出血可考虑姑息性手术或放疗；对于营养不良者及时给予肠道或肠道外营养。

胰腺癌由于诊断困难、病变进展迅速以及缺乏有效的根治手段，诊断后仅 1％～4％ 的患者能够活到 5 年（2005 年 UICC）。临床特点为病程短、进展快、死亡率高，中位生存期为 6 个月左右，被称为"癌中之王"。

六、护理

（一）术前护理

1. 心理护理

评估患者焦虑程度及造成其焦虑、恐惧的原因；鼓励患者说出不安的想法和感受；及时向患者列举同类手术后康复的病例，鼓励同类手术患者间互相访视；同时加强与家属及其社会支持系统的沟通和联系，使患者获得情感上的支持。

2. 饮食护理

了解患者喜欢的饮食和饮食习惯，与营养师制定患者食谱。指导患者进食高蛋白、高糖、低脂、富含维生素、易消化的食物，如瘦肉、鸡蛋、鱼、豆类等，对于有摄入障碍的患者，按医嘱合理安排补液，补充营养物质，纠正水、电解质、酸碱失衡等。

3. 按医嘱用药

输注清蛋白、氨基酸、新鲜血、血小板等，纠正低蛋白血症、贫血、凝血机制障碍等。

4. 疼痛护理

胰腺癌患者 70%～90% 具有疼痛症状，应为患者创造安静的环境，协助取舒适的卧位，减少压迫引起的疼痛，还可以运用音乐转移注意力、按摩、热敷等疗法减少患者的痛苦，对仍不能缓减的患者可以按三级药物疗法方案，对患者使用镇痛药进行止痛。对于因压迫胰管及胆总管引起的疼痛可通过介入放置支架解除梗阻达到镇痛的目的。

5. 皮肤护理

保持床单的整洁和舒适。对于黄疸的患者每日用温水擦浴 1～2 次，擦浴后涂止痒剂（炉甘石洗剂）；并静脉补充维生素 K。出现瘙痒时，可用手拍打，切忌用手抓；瘙痒部位尽量不用肥皂等清洁剂清洁；瘙痒难忍影响睡眠者，按医嘱予以镇静催眠药物。

6. 肠道准备

术前 3 天进食半流质食物，术前第 2 天进食流质饮食，手术前一天禁食，并行肠道准备，如灌肠、口服肠道抗菌药物（甲硝唑、新霉素）。

7. 术前宣教

介绍术前检查的必要性和重要性，指导患者正确的配合。向患者和家属讲解手术方式、过程及效果。教会患者正确的咳嗽和床上排便的方法，为术后做准备。

（二）术后护理

1. 密切监测生命体征

观察患者的神志，每 30～60 分钟测量生命体征 1 次，平稳后改为 2～4 小时监测 1 次，并做好记录。

2. 保暖

因术中暴露的时间长，术中大量的输液，以及麻醉药物的使用，患者往往体温过低，可在患者回病房之前准备好电热毯帮助患者保暖，尽量少用热水袋，防止烫伤。

3. 观察腹部伤口

观察腹部伤口有无渗血，如有渗血应及时通知医师更换敷料，并准确地做好记录。

4. 保持各种管道的通畅

妥善固定各种管道，防止扭曲、折叠、滑脱，每 1～2 小时挤捏 1 次。观察引流物的颜色、量和性状。如为大量血性的液体，考虑为出血，应通知医师；如引流物中含有胃肠液、胆汁或胰液，考虑瘘的可能；如引流的液体混浊或有脓性液体，则可能继发感染。

5. 疼痛护理

评估患者疼痛的程度，向患者解释术后疼痛的原因，协助患者取舒适体位，必要时使用镇痛剂，并记录用药后的效果。

6. 纠正水、电解质失衡，监测血糖。

对于不能进食的患者应使用 TPN，当患者情况好转后可从 TPN 过渡到 EN。全胰切除后的患者，由于胰腺外分泌功能受到影响，应根据胰腺功能每天给予消化酶。

7. 并发症的观察和护理

（1）出血：术后 24～48 小时内的出血常因术中止血不彻底，或者是凝血功能异常引起。腹腔的严重感染、胰液腐蚀血管引起的出血发生在手术后 1～2 周，甚至更晚；手术创伤、胃潴留、胃黏膜屏障受损可导致胃黏膜糜烂引起的上消化道大出血一般在术后 3～7 天。如患者出现神志的改变、面色苍白、四肢湿冷、脉数、血压下降、呕血、黑便、腹痛等，胃管或是腹腔引流管内出现大量的血性液体，应马上通知医师查明原因，按大出血的患者进行处理，如是严重感染所引起应积极控制感染。补充凝血因子，必要时行介入治疗。

（2）胰瘘：可致腹腔感染和腹内腐蚀性出血，危害大，是术后死亡的主要原因之一。表现为腹痛、发热、胰肠吻合口附近的引流液多，液体无黏性，色浅淡，引流液淀粉酶水平增高。胰瘘一经证实要积极进行治疗。关键是采取有效的引流措施，在营养支持和抗感染措施下，大多数的胰瘘在 2～4 周可自行愈合。对于胰瘘对皮肤的腐蚀，可以使用氧化锌软膏对皮肤进行保护。对于迁延不愈的患者应做好心理护理，鼓励患者树立战胜疾病的信心。做窦道加压造影，了解窦道的行径、解剖，是否还有残腔存在，是否与其他的脏器相通。并使用生长抑制剂减少胰液量，必要时使用手术治疗。

（3）胆瘘：多发生于术后 5～7 天，表现为腹痛、发热、T 管引流液突然减少，沿腹腔引流管或伤口溢出大量胆汁样的液体，每日数百毫升至 1000 mL 以上不等。术后应保持 T 管的引流通畅。每日观察并记录引流量。

（4）腹腔脓肿：术后发生率为 4%～10%，引流不畅而导致积液、继发感染，形成脓肿。表现为畏寒、高热、腹胀、胃肠蠕动障碍、白细胞计数增高等。术后应保持引流管引流通畅，每 1～2 小时挤捏引流管 1 次。病情稳定后指导患者取半卧位以利引流。出现上述所描述的症状行 B 超或 CT 检查诊断定位。可在 B 超引导下行脓腔的穿刺置管引流术，并留取引流液做细菌培养，指导使用抗生素。

（5）胃排空延迟：多见于 PPPD 术式，该手术术后发生胃排空障碍的约占 50%。主要表现为上腹饱胀、钝痛、呕吐等，应给予禁食、持续胃肠减压、高渗盐水洗胃、肠外营养支持，可用小剂量红霉素静脉缓慢滴注，有利于促进胃肠功能恢复。对于长时间留置胃管的患者应严格记录出入量，定时检查血电解质水平，并做好口腔护理。

（三）健康指导

（1）年龄在 40 岁以上，短期内出现持续性上腹部疼痛、腹胀、食欲减退、消瘦等症状时，应注意对胰腺做进一步检查。

（2）饮食宜少量多餐。

（3）告知患者出现进行性消瘦、贫血、乏力、发热等症状，及时就诊。

第十章

肝胆疾病患者的护理

第一节　胆囊炎患者的护理

一、疾病概述

(一) 概念

胆囊炎 (cholecystitis) 是指发生在胆囊的细菌性和 (或) 化学性炎症。根据发病的缓急和病程的长短分为急性胆囊炎 (acute cholecystitis)、慢性胆囊炎 (chronic cholecystitis) 和慢性胆囊炎急性发作三类。约 95％的急性胆囊炎患者合并胆囊结石，称为急性胆石性胆囊炎 (acute calculous cholecystitis)；未合并胆囊结石者，称为急性非结石性胆囊炎。胆囊炎的发病率很高，仅次于阑尾炎。年龄多见于 35 岁以后，以 40～60 岁为高峰。女性发病率约为男性的 4 倍，肥胖者多于其他体型者。

(二) 病因

1. 急性胆囊炎

急性胆囊炎是外科常见急腹症，其发病率居于炎性急腹症的第二位，仅次于急性阑尾炎，女性居多。急性胆囊炎的病因复杂，胆囊结石和细菌感染是引发急性胆囊炎的两大重要因素，主要包括：

(1) 胆管阻塞：由于结石阻塞或嵌顿于胆囊管或胆囊颈，导致胆汁排出受阻，胆汁潴留，其中水分吸收而胆汁浓缩，胆汁中的胆汁酸刺激胆囊黏膜而引起水肿、炎症，甚至坏死。大约 90％～95％的急性胆囊炎与胆石有关，在少数情况下，胰液从胰管和胆总管共同的腔道中反流，也可进入胆囊产生化学性刺激。结石亦可直接损伤受压部位的胆囊黏膜引起炎症。此外，胆囊颈或胆囊管腔的狭窄，或受到管外肿块的压迫也可以导致阻塞。胆管和胆囊颈结石嵌塞是引起急性胆囊炎重要的诱因。

（2）细菌入侵：急性胆囊炎时胆囊胆汁的细菌培养阳性率可高达 80％～90％，包括需氧菌与厌氧菌感染，其中大肠埃希菌最为常见。细菌多来源于胃肠道，致病菌通过胆管逆行、直接蔓延或经血液循环和淋巴途径入侵胆囊。结石压迫局部囊壁的静脉，使静脉回流受阻而淤血、出血，以至坏死而引起炎症。

（3）化学性刺激：胆汁酸、逆流的胰液和溶血卵磷脂，对细胞膜有毒性作用和损伤作用。

（4）病毒感染：乙肝病毒可以侵犯许多组织和器官，可以在胆管上皮中复制，对胆管系统有直接的侵害作用。

（5）胆囊的血流灌注量不足：如休克和动脉硬化等，可引起胆囊黏膜的局灶性坏死。

（6）其他：严重创伤、烧伤后、严重过敏、长期禁食或与胆囊无关的大手术等导致的内脏神经功能紊乱时发生急性胆囊炎。

2. 慢性胆囊炎

大多继发于急性胆囊炎，是急性胆囊炎反复发作的结果。有较多的病例直接由化学刺激引起。胆囊结石或有阻塞常伴有慢性胆囊炎，这些原因不去除，浓缩胆汁长期刺激可造成慢性炎症。结石和慢性胆囊炎的关系尤为密切，约 95％的慢性胆囊炎有胆石存在和反复急性发作的病史。

（三）病理生理

1. 急性胆囊炎

（1）急性结石性胆囊炎：当结石致胆囊管梗阻时，胆汁淤积，胆囊内压力升高，胆囊肿大、黏膜充血、水肿，渗出增多；镜下可见血管扩张和炎性细胞浸润，称为急性单纯性胆囊炎。若梗阻未解除或炎症未控制，病情继续发展，病变可累及胆囊壁的全层，胆囊壁充血、水肿加重，出现瘀斑或脓苔，部分黏膜坏死脱落，甚至浆膜液有纤维素和脓性渗出物；镜下可见组织中有广泛的中性粒细胞浸润，黏膜上皮脱落，即为急性化脓性胆囊炎；还可引起胆囊积脓。若梗阻仍未解除，胆囊内压力继续升高，胆囊壁张力增高，导致血液循环障碍时，胆囊组织除上述炎性改变外，整个胆囊呈片状缺血坏死；镜下见胆囊黏膜结构消失，血管内外充满红细胞，即为急性坏疽性胆囊炎。若胆囊炎症继续加重，积脓增多，胆囊内压力增高，在胆囊壁的缺血、坏死或溃疡处极易造成穿孔，会引起胆汁性腹膜炎，穿孔部位常在颈部和底部，如胆囊坏疽穿孔发生过程较慢，周围粘连包裹，则形成胆囊周围脓肿。

（2）急性非结石性胆囊炎：病理过程与急性结石性胆囊炎基本相同，但急性非结石性胆囊炎更容易发生胆囊坏疽和穿孔，约75％的患者发生胆囊坏疽，15％的患者出现胆囊穿孔。

2. 慢性胆囊炎

慢性胆囊炎是胆囊炎症和结石的反复刺激，胆囊壁炎性细胞浸润和纤维组织增生，胆囊壁增厚，可与周围组织粘连，甚至出现胆囊萎缩，失去收缩和浓缩胆汁的功能。可分为慢性结石性胆囊炎和慢性非结石性胆囊炎两大类，前者约占本病的70％～80％，后者约占20％～30％。

（四）临床表现

1. 急性胆囊炎

1）症状。

（1）腹痛：多数患者有上腹部疼痛史，表现为右上腹阵发性绞痛，常在饱餐、进食油腻食物后或夜间发作，疼痛可放射至右肩及右肩胛下。

（2）消化道症状：患者腹痛发作时常伴恶心、呕吐、厌食等消化道症状。

（3）发热或中毒症状：根据胆囊炎症反应程度的不同，患者可出现不同程度的体温升高和脉搏加速。

2）体征。

（1）腹部压痛：早期可有右上腹压痛或叩痛。胆囊化脓坏疽时可扪及肿大的胆囊，可有不同程度和不同范围的右上腹压痛，或右季肋部叩痛，墨菲（Murphy）征常为阳性，伴有不同程度的肌紧张，如胆囊张力大时更加明显。腹式呼吸可因疼痛而减弱，常显吸气性抑制。

（2）黄疸：10％～25％的患者可出现轻度黄疸，多见于胆囊炎症反复发作合并 Mirizzi 综合征的患者。

2. 慢性胆囊炎

临床症状常不典型，主要表现为上腹部饱胀不适、厌食油腻和嗳气等消化不良的症状以及右上腹和肩背部隐痛。多数患者曾有典型的胆绞痛病史。体检可发现右上腹胆囊区压痛或不适感，Murphy 征可呈弱阳性，如胆囊肿大，右上腹肋下可及光滑圆性肿块。在并发胆管急性感染时可有寒战、发热等。

（五）辅助检查

1. 急性胆囊炎

（1）实验室检查：血常规检查可见血白细胞计数和中性粒细胞比例升高；部分患者可有血清胆红素、转氨酶、AKP（碱性磷酸酶）和淀粉酶升高。

（2）影像学检查：B超检查可显示胆囊肿大，胆囊壁增厚，大部分患者可见胆囊内有结石光团。^{99m}Tc-EHIDA 检查，急性胆囊炎时胆囊常不显影，但不作为常规检查。

2. 慢性胆囊炎

B超检查是慢性胆囊炎首选的辅助检查方法，可显示胆囊增大，胆囊壁增厚，胆囊腔缩小或萎缩，排空功能减退或消失，并可探知有无结石。此外，CT、MRI、口服胆囊造影、腹部 X 线平片等也是重要的检查手段。

（六）主要处理原则

主要为手术治疗，手术时机和手术方式取决于患者的病情。

1. 非手术治疗

（1）适应证：诊断明确、病情较轻的急性胆囊炎患者；老年人或伴有严重心血管疾病不能耐受手术的患者。在非手术治疗的基础上积极治疗各种合并症，待患者一般情况好转后再考虑择期手术治疗。作为手术前准备的一部分。

（2）常用的非手术治疗措施：主要包括禁饮食（和）或胃肠减压、纠正水电解质和酸碱平衡紊乱、控制感染、使用消炎利胆及解痉止痛药物、全身支持、对症处理，还可以使用中药、针刺疗法等。在非手术治疗期间，若病情加重或出现胆囊坏疽、穿孔等并发症应及时进行手术治疗。

2. 手术治疗

1）急诊手术适应证：①发病在 48～72 小时以内者。②经非手术治疗无效且病情加重者。③合并胆囊穿孔、弥漫性腹膜炎、急性梗阻性化脓性胆管炎、急性坏死性胰腺炎等严重并发症者。④其余患者可根据具体情况择期手术。

2）手术方式。

（1）胆囊切除术：根据病情选择开腹或腹腔镜行胆囊切除术。手术过程中遇到下列情况应同时作胆总管切开探查加 T 管引流术：①患者有黄疸史。②胆总管内扪及结石或术前 B 超提示肝总管、胆总管结石。③胆总管扩张，直径大于 1 cm 者。④胆总管内抽出脓性胆汁或有胆色素沉淀者。⑤患者合并有慢性复发性胰腺炎者。

（2）胆囊造口术：目的是减压和引流胆汁。主要用于年老体弱，合并严重心、肺、肾等内脏器官功能障碍不能耐受手术的患者，或局部炎症水肿、粘连严重导致局部解剖不清者。待病情稳定、局部炎症消退后再根据患者情况决定是否行择期手术治疗。

二、护理评估

（一）术前评估

1. 健康史及相关因素

（1）一般情况：患者的年龄、性别、职业、居住地及饮食习惯等。

（2）发病的病因和诱因：腹痛的病因和诱因，腹痛发生的时间，是否与饱餐、进食油腻食物及夜间睡眠改变体位有关。

（3）腹痛的性质：是否为突发性腹痛，疼痛的性质是绞痛、隐痛、阵发性或持续性疼痛，有无放射至右肩背部或右肩胛下等。

（4）既往史：有无胆石症、胆囊炎、胆管蛔虫病史；有无胆管手术史；有无消化性溃疡及类似疼痛发作史；有无用药史、过敏史及腹部手术史。

2. 身体评估

（1）全身：患者有无寒战、发热、恶心、呕吐；有无面色苍白等贫血现象；有无黏膜和皮肤黄染等；有无体重减轻；有无意识及神经系统的其他改变等。

（2）局部：腹痛的部位是位于右上腹还是剑突下，有无全腹疼痛；有无压痛、肌紧张及反跳痛；能否触及胆囊及胆囊肿大的程度，Murphy 征是否阳性等。

（3）辅助检查：血常规检查中白细胞计数及中性粒细胞比例是否升高；血清胆红素、转氨酶、AKP 及淀粉酶有无升高；B 超是否观察到胆囊增大或结石影；^{99m}Tc-EHIDA 检查胆囊是否显影；心、肺、肾等器官功能有无异常。

3. 心理－社会评估

了解患者及其家属在疾病治疗过程中的心理反应与需求，家庭及社会支持情况，心理承受程度及对治疗的期望等，引导患者正确配合疾病的治疗与护理。

（二）术后评估

1. 手术中情况

了解手术的方式和手术范围，如是胆囊切除还是胆囊造口术，是开腹还是腹腔镜；术中有无行胆总管探查，术中出血量及输血、补液情况；有无留置引流管及其位置和目的。

2. 术后病情

术后生命体征及手术切口愈合情况；T 管及其他引流管引流情况，包括引流液的量、颜色、性质等；对老年患者尤其要评估其呼吸及循环功能等状况。

3. 心理－社会评估

患者及其家属对术后和术后康复的认知和期望。

三、主要护理诊断（问题）

（一）疼痛

与胆囊结石突然嵌顿、胆汁排空受阻致胆囊强烈收缩或继发胆囊感染、术后伤口疼痛有关。

（二）有体液不足的危险

与恶心、呕吐、不能进食和手术前后需要禁食有关。

（三）潜在并发症

胆囊穿孔、感染等。

四、主要护理措施

（一）减轻或控制疼痛

根据疼痛的程度，采取非药物或药物方法止痛。

1. 卧床休息

协助患者采取舒适体位，指导其有节律的深呼吸，达到放松和减轻疼痛的效果。

2. 合理饮食

病情较轻且决定采取非手术治疗的急性胆囊炎患者，指导其清淡饮食，忌食油腻食物；病情严重需急诊手术的患者予以禁食和胃肠减压，以减轻腹胀和腹痛。

3. 药物止痛

对诊断明确的剧烈疼痛者，可遵医嘱通过口服、注射等方式给予消炎利胆、解痉或止痛药，以缓解疼痛。

4. 控制感染

遵医嘱及时合理应用抗生素。通过控制胆囊炎症，减轻胆囊肿胀和胆囊压力达到减轻疼痛的效果。

（二）维持体液平衡

对于禁食患者，根据医嘱经静脉补充足够的热量、氨基酸、维生素、水、电解质等，以维持水、电解质及酸碱平衡。对能进食、进食量不足者，指导和鼓励其进食高蛋白、高碳水化合物、高维生素和低脂饮食，以保持良好的营养状态。

（三）并发症的预防和护理

1. 加强观察

严密观察患者的生命体征变化，了解腹痛的程度、性质、发作的时间、诱因及缓解的相关因素和腹部体征的变化。若腹痛进行性加重，且范围扩大，出现压痛、反跳痛、肌紧张等，同时伴有寒战、高热的症状，提示胆囊穿孔或病情加重。

2. 减轻胆囊内压力

遵医嘱应用敏感抗菌药，以有效控制感染，减轻炎性渗出，达到减少胆囊内压力、预防胆囊穿孔的目的。

3. 及时处理胆囊穿孔

一旦发生胆囊穿孔，应及时报告医生，并配合做好紧急手术的准备。

五、护理效果评估

（1）患者腹痛得到缓解，能叙述自我缓解疼痛的方法。

（2）患者在禁食期间得到相应的体液补充。

（3）患者没有发生胆囊穿孔或能及时发现和处理已发生的胆囊穿孔。

（4）疾病愈合良好，无并发症发生。

（5）患者对疾病的心理压力得到及时的调适与干预。依从性较好，并对疾病的治疗和预防有一定的了解。

第二节　急性重症胆管炎患者的护理

一、疾病概述

（一）概念

急性梗阻性化脓性胆管炎（acute obstructive suppurative cholangitis，AOSC）又称急性重症胆管炎（acute cholangitis of severe type，ACST），是在胆管梗阻基础上并发的急性化脓性细

菌感染，急性胆管炎（acute cholangitis）和急性梗阻性化脓性胆管炎是同一疾病的不同发展阶段。

（二）病因

1. 胆管梗阻

最常见的原因为胆管结石性梗阻。此外，胆管蛔虫、胆管狭窄、吻合口狭窄、胆管及壶腹部肿瘤等亦可引起胆管梗阻而导致急性化脓性炎症。胆管发生梗阻时，胆盐不能进入肠道，易造成细菌移位。

2. 细菌感染

胆管内细菌多来源于胃肠道，其感染途径可经十二指肠逆行进入胆管，或小肠炎症时，细菌经门静脉系统入肝到达胆管引起感染。可以是单一菌种感染，也可是两种以上的菌种感染。以大肠杆菌、变形杆菌、克雷伯菌、绿脓杆菌等革兰阴性杆菌多见。近年来，厌氧菌及革兰阳性球菌在胆管感染中的比例有增高的趋势。

（三）病理生理

急性梗阻性化脓性胆管炎的基本病理改变是胆管梗阻、肝实质及胆管系统胆汁淤滞和胆管内化脓性感染。胆管梗阻及随之而来的胆管感染造成梗阻以上胆管扩张、胆管壁黏膜肿胀，使梗阻进一步加重并趋向完全性；胆管内压力升高，胆管壁充血、水肿、炎性细胞浸润及溃疡形成，管腔内逐渐充满脓性胆汁或脓液，使胆管内压力继续升高，当胆管内压力超过 3.92 kPa（40 cmH$_2$O）时，肝细胞停止分泌胆汁，胆管内脓性胆汁及细菌逆流，引起肝内胆管及肝细胞化脓性感染；若感染进一步加重，可使肝细胞发生大片坏死；胆小管破溃后形成胆小管与肝动脉或门静脉瘘，可在肝内形成多发性脓肿及胆管出血；大量细菌和毒素还可经肝静脉进入人体循环引起全身化脓性感染和多器官功能损害，甚至引起全身脓毒血症或感染性休克，严重者可导致多器官功能障碍综合征（multiple organ dysfunction syndrome，MODS）或多器官功能衰竭（multiple organ failure，MOF）。

（四）临床表现

多数患者有胆管疾病史，部分患者有胆管手术史。本病发病急骤，病情进展迅速，除了具有急性胆管炎的 Charcot 三联症（腹痛、寒战高热、黄疸）外，还有休克及中枢神经系统受抑制的表现，即 Reynolds 五联征。

1．症状

（1）腹痛：患者常表现为突发的剑突下或右上腹持续性疼痛，可阵发性加重，并向右肩胛下及腰背部放射。腹痛及其程度可因梗阻的部位不同而有差异。肝内梗阻者疼痛较轻，肝外梗阻时症状明显。

（2）寒战、高热：体温持续升高达 39～40 ℃或更高，呈弛张热热型。

（3）胃肠道症状：多数患者伴恶心、呕吐，黄疸。

2．体征

（1）腹部压痛或腹膜刺激征：剑突下或右上腹部可有不同程度和不同范围的压痛或腹膜刺激征，可有肝大及肝区叩痛，可扪及肿大的胆囊。

（2）黄疸：多数患者可出现不同程度的黄疸，若仅为一侧胆管梗阻可不出现黄疸。

（3）神志改变：主要表现为神志淡漠、烦躁、谵妄或嗜睡、神志不清，甚至昏迷，病情严重者可在短期内出现感染性休克表现。

（4）休克表现：呼吸急促、出冷汗、脉搏细速，可达 120 次/分以上，血压在短时间内迅速下降，可出现全身发绀或皮下瘀斑。

（五）辅助检查

1．实验室检查

血常规检查可见白细胞计数升高，可超过 $20×10^9$/L；中性粒细胞比例明显升高；细胞质内可出现中毒颗粒；凝血酶原时间延长；血生化检查可见肝功能损害、电解质紊乱和尿素氮增高等；血气分析检查可提示血氧分压降低和代谢性酸中毒的表现。尿常规检查可发现蛋白及颗粒管型。寒战时做血培养，多有细菌生长。

2. 影像学检查

B 超是主要的辅助检查方法。B 超检查可显示肝和胆囊肿大，胆囊壁增厚。肝、内外胆管扩张及胆管内结石光团伴声影。必要时可行 CT、ERCP、MRCP、PTC 等检查，以了解梗阻部位、程度、结石大小和数量等。

（六）主要处理原则

紧急手术解除胆管梗阻并引流，尽早而有效降低胆管内压力，积极控制感染和抢救患者生命。

1. 非手术治疗

既是治疗手段又是手术前准备。在严密观察下进行，若非手术治疗期间症状不能缓解或病情进一步加重，则应紧急手术治疗。主要措施包括以下几种。

（1）禁食、持续胃肠减压及解痉止痛。

（2）抗休克治疗：建立通畅的静脉输液通道，加快补液扩容，恢复有效循环血量；及时应用肾上腺皮质激素，必要时使用血管活性药物；纠正水电解质酸碱平衡紊乱。

（3）抗感染治疗：联合应用足量、有效、广谱、并对肝肾毒性小的抗菌药物。

（4）其他：包括吸氧、降温、支持治疗等，以保护重要内脏器官功能。

（5）引流：非手术方法进行胆管减压引流，如 PTCD、经内镜鼻胆管引流术（endoscopic nasobiliary drainage，ENAD）等。

2. 手术治疗

主要目的是解除梗阻、胆管减压，挽救患者生命。手术力求简单而有效。多采用胆总管切开减压加 T 管引流术。术中注意肝内胆管是否引流通畅，以防形成多发性肝脓肿。若病情无改善，应及时手术治疗。

二、护理评估

（一）术前评估

1. 健康史及相关因素

（1）发病情况：是否为突然发病，有无表现为起病急、症状重、进展快的特点。

（2）发病的病因和诱因：此次发病与饮食、活动的关系，有无肝内、外胆管结石或胆囊炎反复发作史，有无类似疼痛史等。

（3）病情及其程度：是否表现为急性病容，有无神经精神症状，是否为短期内即出现感染性休克的表现。

（4）既往史：有无胆管手术史；有无用药史、过敏史及腹部手术史。

2. 身体状况

（1）全身：生命体征（T、P、R、BP）：患者是否在发病初期即出现畏寒发热，体温持续升高至 39～40 ℃或更高。有无伴呼吸急促、出冷汗、脉搏细速及血压在短时间内迅速下降等。黄疸：患者有无巩膜及皮肤黄染及黄染的程度。神志：有无神志改变的表现，如神志淡漠、谵妄或嗜睡、神志不清甚至昏迷等。感染：有无感染、中毒的表现，如全身皮肤湿冷、发绀和皮下瘀斑等。

（2）局部：腹痛的部位、性质、程度及有无放射痛等；肝区有无压痛、叩击痛；腹膜刺激征是否为阳性；腹部有无不对称性肿大等。

（3）辅助检查：血常规检查白细胞计数升高及中性粒细胞比例是否明显升高；细胞质内是否出现中毒颗粒；尿常规检查有无异常；凝血酶原时间有无延长；血生化检查是否提示肝功能损害、电解质紊乱、代谢性酸中毒及尿素氮增高等；血气分析检查是否提示血氧分压降低。B 超及其他影像学检查是否提示肝和胆囊肿大，肝、内外胆管扩张和结石。心、肺、肾等器官功能有无异常。

3. 心理和社会支持状况

了解患者和家属对疾病的认知、家庭经济状况、心理承受程度及对治疗的期望。

（一）术后评估

1. 手术中情况

了解术中胆总管探查及解除梗阻、胆管减压、胆汁引流情况；术中患者生命体征是否平稳；肝内、外胆管结石清除及引流情况；有无多发性肝脓肿及处理情况；各种引流管放置位置和目的等。

2. 术后病情

术后生命体征及手术切口愈合情况；T 管及其他引流管引流情况等。

3. 心理－社会评估

患者及其家属对术后康复的认知和期望程度。

三、主要护理诊断（问题）

（一）疼痛

与胆管梗阻、胆管扩张及手术后伤口疼痛有关。

（二）体液不足

与呕吐、禁食、胃肠减压及感染性休克有关。

（三）体温过高

与胆管梗阻并继发感染有关。

（四）低效性呼吸困难

与感染中毒有关。

（五）潜在并发症

胆管出血、胆瘘、多器官功能障碍或衰竭。

四、主要护理措施

（一）减轻或控制疼痛

根据疼痛的程度，采取非药物或药物方法止痛。

1. 卧床休息

协助患者采取舒适体位，指导其有节律的深呼吸，达到放松和减轻疼痛的效果。

2. 合理饮食

病情较轻且决定采取非手术治疗的急性胆囊炎患者，指导其清淡饮食，忌食油腻食物；病情严重需急诊手术的患者予以禁食和胃肠减压，以减轻腹胀和腹痛。

3. 解痉镇痛

对诊断明确的剧烈疼痛者，可遵医嘱通过口服、注射等方式给予消炎利胆、解痉或止痛药，以缓解疼痛。

4. 控制感染

遵医嘱及时合理应用抗生素。通过控制胆囊炎症，减轻胆囊肿胀和胆囊压力达到减轻疼痛的效果。

（二）维持体液平衡

1. 加强观察

严密观察患者的生命体征和循环功能，如脉搏、血压、CVP和每小时尿量等，及时准确记录出入水量，为补液提供可靠依据。

2. 补液扩容

对于休克患者应迅速建立静脉输液通路，补液扩容，尽快恢复血容量。遵医嘱及时给予肾上腺皮质激素，必要时应用血管活性药物，以改善和保证组织器官的血流灌注及供氧。

3. 纠正水、电解质、酸碱平衡紊乱

根据病情、CVP、胃肠减压及每小时尿量等情况，确定补液的种类和输液量，合理安排输液的顺序和速度，维持水、电解质及酸碱平衡。

（三）降低体温

1. 物理降温

温水擦浴、冰敷等物理方法。

2. 药物降温

在物理降温的基础上，根据病情遵医嘱通过口服、注射或其他途径给予药物降温。

3. 控制感染

遵医嘱联合应用足量有效的广谱抗生素，以有效控制感染，使体温恢复正常。

（四）维持有效呼吸

1. 加强观察

密切观察患者的呼吸频率、节律和深浅度；动态监测血氧饱和度的变化，定期进行动脉血气分析检查，以了解患者的呼吸功能状况。若患者呼吸急促、血氧饱和度下降、氧分压降低，提示患者呼吸功能受损。

2. 采取合适体位

协助患者卧床休息，减少耗氧量。非休克患者取半卧位，使腹肌放松、膈肌下降，有助于改善呼吸和减轻疼痛。半卧位还可促使腹腔内炎性渗出物局限于盆腔，减轻中毒症状。休克患者应取头低足高位。

3. 禁食和胃肠减压

禁食可减少消化液的分泌，减轻腹部胀痛。通过胃肠减压，可吸出胃内容物，减少胃内积气和积液，从而达到减轻腹胀、避免膈肌抬高和改善呼吸功能的效果。

4. 解痉镇痛

对诊断明确的剧烈疼痛患者，可遵医嘱给予消炎利胆、解痉或止痛药，以缓解疼痛，利于平稳呼吸，尤其是腹式呼吸。

5. 吸入氧气

根据患者呼吸的频率、节律、深浅度及血气分析情况选择给氧的方式和确定氧气流量和浓度，如可通过鼻导管、面罩、呼吸机辅助等方法给氧，以维持患者正常的血氧饱和度及动脉血氧分压，改善缺氧症状，保证组织器官的氧气供给。

（五）营养支持

1. 术前

不能进食或禁食及胃肠减压的患者，可从静脉补充能量、氨基酸、维生素、水、电解质等，以维持和改善营养状况。对凝血机制障碍的患者，遵医嘱给予维生素 K_1 肌内注射。

2. 术后

在患者恢复进食前或进食量不足时，仍需从胃肠外途径补充营养素；当患者恢复进食后，应鼓励患者从清流饮食逐步转为进食高蛋白、高碳水化合物、高维生素和低脂饮食。

（六）并发症的预防和护理

（1）加强观察：包括神志、生命体征、每小时尿量、腹部体征及引流液的量、颜色、性质，同时注意血常规、电解质、血气分析和心电图等检查结果的变化。若 T 管引流液呈血性，伴腹痛、发热等症状，应考虑胆管出血；若腹腔引流液呈黄绿色胆汁样，应警惕胆瘘的可能；若患者出现神志淡漠、黄疸加深、每小时尿量减少或无尿、肝肾功能异常、血氧分压降低或代谢性酸中毒以及凝血酶原时间延长等，提示多器官功能障碍或衰竭，应及时报告医生，并协助处理。

（2）加强腹壁切口、引流管和 T 管护理。

（3）加强支持治疗：患者发生胆瘘时，在观察并准确记录引流液的量、颜色的基础上，遵医嘱补充水、电解质及维生素，以维持水、电解质平衡；鼓励患者进食高蛋白、高碳水化合物、高维生素和低脂易消化饮食，防止因胆汁丢失影响消化吸收而造成营养障碍。

（4）维护器官功能：一旦出现多器官功能障碍或衰竭的征象，应立即与医生联系，并配合医生采取相应的急救措施。

五、护理效果评估

（1）患者及时得到补液，体液代谢维持平衡。

（2）患者感染得到有效控制，体温恢复正常。

（3）患者能维持有效呼吸，没有发生低氧血症或发生后得到及时发现和纠正。

（4）患者的营养状况得到改善或维持。

（5）患者没有发生胆管出血、胆瘘及多器官功能障碍或衰竭等并发症，或发生后得到及时发现和处理。

第三节　胆石症患者的护理

一、疾病概述

（一）概念

胆石症是指胆管系统任何部位发生的结石，包括发生在胆囊和胆管内的结石，是胆管系统的最普遍疾病。其发病率随年龄增长而增高。在我国，胆石症已由以胆管的胆色素结石为主转变为胆囊的胆固醇结石为主，胆石症的患病率为 $0.9\% \sim 10.1\%$，平均 5.6%；男女比例为 $1:2.57$。近二十余年来，随着影像学（B 型超声、CT 及 MRI 等）检查的普及，在自然人群中，胆石症的发病率达 10% 左右，国内尸检结果报告，胆石症的发生率为 7%。随着生活水平的提高及饮食习惯的改变，胆石症的发生率有逐年增高的趋势，我国的胆结石以胆管的胆色素结石为主逐渐转变为以胆囊的胆固醇结石为主。

（二）相关病理生理

多年来的研究已证明，胆石是在多种因素影响下，经过一系列病理生理过程而形成的。这些因素包括胆汁成分的改变、过饱和胆汁或胆固醇呈过饱和状态、胆汁囊泡及胆固醇单水晶体的沉淀、促成核因子与抗成核因子的失调、胆囊功能异常、氧自由基的参与及胆管细菌、寄生虫感染等。部分胆管结石并不引起后果。一般胆石引起胆囊炎、结石嵌顿或阻塞胆管是重要和常见的后果。小的胆囊结石可移动到胆囊管、胆总管而使其发生堵塞，还可到达十二指肠内胆总管的末端。

（三）胆石的成因

胆石的成因非常复杂，迄今仍未完全明确，可能是多种因素综合作用的结果。有大量的研究探讨并从不同的侧面阐述了胆石的成因，提出了诸如胆固醇过饱和学说、β-葡萄糖醛酸苷酶学说、胆红素钙沉淀－溶解平衡学说等。随着生物医学的不断发展，人们对胆石形成诱因的认识也在不断深入。主要归纳为以下几个方面。

1. 胆管感染

各种原因所致胆汁滞留，细菌或寄生虫侵入胆管而致感染。细菌产生的 β-葡萄糖醛酸酶和磷脂酶能水解胆汁中的脂质，使可溶性的结合胆红素水解为游离胆红素，后者与钙结合形成胆红素钙，促使胆色素结石形成。

2. 胆管异物

胆汁中的脱落上皮、炎症细胞、寄生虫残体和虫卵可构成胆红素钙结石的核心。胆管手术后的手术线结或 Oddi 括约肌功能紊乱时，食物残渣随肠内容物反流入胆管成为结石形成的核心。

3. 胆管梗阻

胆管梗阻引起胆汁淤滞，胆汁排出受阻，为胆红素钙的析出、沉淀、成核、聚积成石做了时间上的准备。其中的胆色素在细菌的作用下分解为非结合性胆红素，形成胆色素结石。

4. 代谢因素

胆汁内的主要成分为胆盐、磷脂酰胆碱和胆固醇。正常情况下，保持相对高的浓度而又成溶解状态，三种成分按一定比例组成。胆固醇一旦代谢失调，如回肠切除术后，胆盐的肝肠循环被破坏，三种成分聚合点落在 ABC 曲线范围外，即可使胆固醇呈过饱和状态并析出、沉淀、结晶，从而形成胆固醇结石。此外，胆汁中的某些成核因子（如糖蛋白、黏蛋白和 Ca 离子等）有明显的促成核作用，缩短了成核时间，促进结石的生长。

5. 胆囊功能异常

胆囊排空障碍，淤胆是胆囊结石形成的动力学机制，为结石生长提供了充足的时间和空间。

6. 其他

雌激素会影响肝内葡萄糖醛酸胆红素的形成，使非结合胆红素增高，而雌激素又影响胆囊排空，引起胆汁淤滞，促发结石形成。绝经后用雌激素者，胆结石发病率明显增高；遗传因素与胆结石的成因有关。

（四）胆石的分类

从胆石含有的化学成分的种类来看，所有的胆石都大致相同：有胆固醇、胆红素、糖蛋白、脂肪酸、胆汁酸、磷脂等有机物，碳酸盐、磷酸盐等无机盐，以及钙、镁、铜、铁等十余种金属元素。但不同的结石中，各种化学成分的含量却差别甚大。

（1）根据结石的主要成分将常见的结石分为三大类：胆固醇结石、胆色素结石和混合性结石。其中以胆固醇结石最为多见。其他少见的结石有：以脂肪酸盐为主要成分的脂肪酸盐结石、以蛋白质为主要成分的蛋白结石。①胆固醇结石：主要成分是胆固醇。成石诱因为脂类代谢紊乱。结石质坚，色白或浅黄。80%胆固醇结石位于胆囊内。小结石可通过胆囊管降入胆总管成为继发性胆总管结石；肝内胆管结石中虽然也有胆固醇结石，但极罕见。②胆色素结石：分为棕色胆色素结石和黑色胆色素结石两个亚类，主要成分都是胆红素的化合物，包括胆红素酸与钙等金属离子形成的盐和螯合型高分子聚合物。③混合型结石。

（2）根据胆石在胆管中的位置分类，可分为：①胆囊结石。指位于胆囊内的结石，其中70%以上是胆固醇结石。②肝外胆管结石。③肝内胆管结石。其中胆囊结石约占结石总数的50%。

（五）胆囊结石

1. 概念

胆囊结石（cholecystolithiasis）是指发生在胆囊内的结石，常与急性胆囊炎并存。是胆管系统的常见病、多发病。在我国，其患病率约为7%～10%，其中70%～80%的胆囊结石为胆固醇结石，约25%为胆色素结石。多见于女性，男女比例约为1：2～3。40岁以后发病率随着年龄增长呈增高的趋势，随着年龄增长性别差异逐渐缩小，老年男女发病比例基本相等。

2. 病因

对胆囊结石，尤其是胆固醇结石成因的研究一度成为胆管外科的热点。研究表明，胆囊结石的形成不仅有多种生物学因素的影响，遗传因素和环境因素也是不可忽视的条件。胆囊结石是综合性因素作用的结果，主要与胆汁中胆固醇过饱和、胆固醇成核过程异常及胆囊功能异常有关。这些因素引起胆汁的成分和理化性质发生变化，使胆汁中的胆固醇呈过饱和状态，沉淀析出、结晶而形成结石。胆囊结石有明显的"4F征"，即 female（女性）、forty（40 岁）、fat（肥胖）、fertile（多产次）。此外，相关疾病也与胆石症的发生有关，如肝硬化患者的胆石症患病率高于非肝硬化患者；糖尿病患者的胆石症患病率也明显增高；多数胆囊结石含有胆固醇部分，而胆固醇饱和指数与血脂有关，故胆囊结石与血清总胆固醇水平呈正相关；胃切除术后，患者容易并发胆石症。

3. 病理生理

饱餐、进食油腻食物后胆囊收缩，或睡眠时体位改变致结石移位并嵌顿于胆囊颈部，导致胆汁排出受阻，胆囊强烈收缩而发生胆绞痛。结石长时间持续嵌顿和压迫胆囊颈部，或排入并嵌顿于胆总管，临床可出现胆囊炎、胆管炎或梗阻性黄疸，称为 Mirizzi 综合征。较小的结石可经过胆囊管排入胆总管，形成继发性胆管结石。进入胆总管的结石在通过胆总管下端时可损伤 Oddi 括约肌或嵌顿于壶腹部引起胆源性胰腺炎；较大结石可经胆囊十二指肠瘘进入小肠引起个别患者发生胆石性肠梗阻。此外，结石及炎症反复刺激胆囊黏膜可诱发胆囊癌。若胆囊结石长期嵌顿而未合并感染时，积聚于胆囊胆汁中的胆色素被胆囊膜吸收，加上胆囊分泌的黏性物质而形成胆囊积液，积液呈无色透明，称为白色胆汁。

4. 临床表现

部分单发或多发的胆囊结石，在胆囊内自由存在，不易发生嵌顿，很少产生症状，被称为无症状胆囊结石。约 30% 的胆囊结石患者可终身无临床症状。仅于体检或手术时发现的结石称为静止性结石。单纯性胆囊结石，未合并梗阻或感染时，在早期常无临床症状，大多数是在常规体检、手术或尸体解剖中偶然发现，或仅有轻微的消化系统症状被误认为是胃病而没有及时就诊。当结石嵌顿时，则可出现明显症状和体征。

（1）症状：①胆绞痛：为典型的首发症状，表现为突发的右上腹、阵发性剧烈绞痛。临床症状也可在几小时后自行缓解。常发生于饱餐、进食油腻食物后或睡眠时，是由于油腻饮食后胆囊素大量分泌，胆囊平滑肌痉挛，收缩功能增强，引起胆囊内压力增高；加之胆汁酸刺激胆囊黏膜，胆囊壁充血、水肿、炎性物质渗出，导致急性胆囊炎发生；或由于睡眠时体位改变，导致结石移位并嵌顿于胆囊颈部，胆汁不能通过胆囊颈和胆囊管排出，导致胆囊内压力增高，胆囊强烈收缩所致。有部分患者可以在几小时后临床症状自行缓解。如果胆囊结石嵌顿持续不缓解，胆囊继续增大、积液，甚至合并感染，从而进展为急性胆囊炎。如果治疗不及时，少部分患者可以进展为急性化脓性胆囊炎或胆囊坏疽，严重时可发生胆囊穿孔，临床后果严重。多数患者有右肩部、肩胛部或背部放射性疼痛，常伴有恶心、呕吐、厌油、腹胀等消化不良症状。②消化道症状：主要表现为上腹部或右上腹部闷胀不适、饱胀、嗳气、恶心、呕吐、厌食、呃逆等非特异性的消化道症状。大多数患者仅在进食后，特别是进食油腻食物后，胃肠道症状更明显，服用治"胃病"药物多可缓解，易被误诊。

（2）体征：①腹部体征：有时可在右上腹部触及肿大的胆囊。可有右上腹胆囊区压痛，若继发感染，右上腹部可有明显压痛、肌紧张或反跳痛。检查者将左手平放于患者右肋部，拇指置于右腹直肌外缘于肋弓交界处，嘱患者缓慢深吸气，使肝脏下移，若患者因拇指触及肿大的胆囊引起疼痛而突然屏气，称为 Murphy 征阳性。②黄疸：胆囊结石形成 Mirizzi 综合征时黄疸明显。黄疸时常有尿色变深、粪色变浅。

5. 辅助检查

（1）腹部超声：是胆囊结石病首选的诊断方法，特异性高、诊断准确率高达 96% 以上。

（2）口服胆囊造影：胆囊显影率很高，可达 80% 以上，故可发现胆囊内，甚至肝外胆管内有无结石存在。但由于显影受到较多因素的影响，故诊断胆囊结石的准确率仅为 50％～60％。

（3）CT 或 MRI 检查：经 B 型超声波检查未能发现病变时，可进一步作 CT 或 MRI 检查。CT 对含钙的结石敏感性很高，常可显示直径为 2 mm 的小结石，CT 诊断胆石的准确率可达 80％～90％。平扫即可显示肝内胆管总肝管、胆总管及胆囊内的含钙量高的结石；经口服或静脉注射造影剂后，CT 可显示胆色素性结石和混合性结石，亦能显示胆囊内的泥沙样结石。CT 对单纯胆固醇性结石有时易发生漏诊。近年来 MRI 诊断技术已逐渐应用于临床，其对胆石的诊断正确率也很高。由于 CT 或 MRI 检查的费用较昂贵，所以一般不作为首选的检查方法。

6. 主要处理原则

胆囊结石治疗的历史较长、方法较多，但仍以外科手术治疗为主。胆石症的治疗目的在于缓解症状、消除结石、减少复发、避免并发症的发生。急性发作期宜先行非手术治疗，待症状控制后，进一步检查，明确诊断；如病情严重，非手术治疗无效，应在初步诊断的基础上及时进行手术治疗。

（1）非手术治疗：①适应证：初次发作的青年患者；经非手术治疗症状迅速缓解者；临床症状不典型者；发病已逾 3 天，无紧急手术指征且在非手术治疗下症状有消退者。合并严重心血管疾病不能耐受手术的老年患者。②常用的非手术疗法：主要包括卧床休息、禁饮食、低脂饮食或胃肠减压、输液、纠正水电解质和酸碱平衡紊乱、合理使用抗生素、解痉止痛和支持对症处理。有休克应加强抗休克的治疗，如吸氧、维持血容量、及时使用升压药物等。还可采用溶石疗法、排石疗法、体外冲击波碎石治疗等。

（2）手术治疗：①适应证：胆囊造影时胆囊不显影；结石直径超过 2 cm；胆囊萎缩或瓷样胆囊；B 超提示胆囊局限性增厚；病程超过 5 年，年龄在 50 岁以上的女性患者；结石嵌顿于颈部或胆囊管；慢性胆囊炎，结石反复发作引起临床症状；无症状，但结石已充满整个胆囊。②手术方式：胆囊切除术是胆囊结石治疗的首选方法。但对无症状的胆囊结石，一般无需立即手术切除胆囊，只需观察和随诊。根据病情选择经腹或腹腔镜作胆囊切除术。继发胆管感染的患者，最好是待控制急性感染发作和缓解症状后再择期手术治疗。

（六）胆管结石

1. 概念

胆管结石为发生在肝内、外胆管的结石。又分为原发性和继发性胆管结石。原发于胆囊的结石迁徙到肝外胆管，称继发性胆管结石；不是来自胆囊，而是直接在肝外胆管生成的结石，称原发性胆管结石。因此，凡是不伴有胆囊结石者可确认为原发性胆管结石。但伴有胆囊结石的胆管结石是原发性还是继发性，要具体分析。肝内胆管结石无论是否合并胆囊结石，均为原发性胆管结石。

2. 病因

胆管结石的主要原因包括胆汁淤滞、细菌感染和脂类代谢异常。肝外胆管结石的形成除上述原因外，胆管内异物，如虫卵和蛔虫的尸体亦可成为结石的核心；胆囊内结石或肝内胆管结石在某些因素作用下进入肝外胆管（左右肝管汇合部以下）引起肝外胆管结石。

3. 病理生理

胆管结石所致的病理生理改变与结石的部位、大小及病史的长短有关。胆管结石可引起胆管不同程度的梗阻，梗阻可使近端胆管呈现不同程度的扩张、管壁增厚、胆汁滞留在胆管内；胆管壁的充血、水肿进一步加重梗阻，使之从不完全梗阻变为完全性梗阻而出现梗阻性黄疸。胆管的完全性梗阻可激发化脓性感染，引起急性梗阻性化脓性胆管炎；脓液在胆管内积聚，使胆管内压力继续升高，当胆管内压力超过 $1.96\ kPa$（$20\ cmH_2O$）时，细菌和毒素可随胆汁逆流入血，引起脓毒血症；当感染致胆管壁坏死、破溃，甚至形成胆管与肝动脉或门静脉瘘时，可并发胆管大出血。胆管的梗阻和化脓性感染可造成肝细胞损害，甚至肝细胞坏死或形成肝源性肝脓肿；长期梗阻和（或）反复发作可引起胆汁性肝硬化和门脉高压症。当结石嵌顿于胆总管壶腹部时，可造成胰液排出受阻甚至发生逆流而引起胆源性急、慢性胰腺炎。

肝内胆管结石可局限于一叶或一段肝内，也可弥漫分布于所有肝内胆管，临床以左叶及右叶肝内胆管结石多见。其基本病理生理改变为结石导致的肝内胆管狭窄或扩张、胆管炎及肝纤维组织增生、肝硬化、萎缩，甚至癌变。

4. 分类

根据胆管结石发病的病因，胆管结石可分为原发性胆管结石和继发性胆管结石。在胆管内形成的结石称为原发性胆管结石，以胆色素结石和混合性结石多见。胆管内结石来自于胆囊结石者，称为继发性胆管结石，以胆固醇结石多见。根据结石所在的部位，胆管结石可分为肝外胆管结石和肝内胆管结石。肝管分叉部以下的胆管结石为肝外胆管结石，肝管分叉部以上的胆管结石为肝内胆管结石。

5. 临床表现

取决于胆管有无梗阻、感染及其程度。当结石阻塞胆管并继发感染时，典型的表现是反复发作的腹痛、寒战高热和黄疸，称为查科三联征（Charcot's triad）。

（1）肝外胆管结石：①腹痛：多为剑突下或右上腹部阵发性绞痛，或持续性疼痛、阵发性加剧，呈阵发性刀割样，疼痛常向右肩背部放射。这是由于结石下移嵌顿于胆总管下端或壶腹部，刺激胆管平滑肌，引起 Oddi 括约肌痉挛收缩和胆管高压所致。②寒战、高热：是结石阻塞胆管并继发感染后引起的全身性中毒症状。由于胆管梗阻，胆管内压升高，感染随胆管逆行扩散，细菌和毒素通过肝窦入肝静脉进入体循环，引起菌血症或毒血症。多发生于剧烈腹痛后，体温可高达 39～40 ℃，呈弛张热热型，伴有寒战。③黄疸：是胆管梗阻后胆红素逆流入血所致。胆管结石嵌于 Vater 壶腹部不缓解，1～2 日后即可出现黄疸。患者首先表现为尿黄，接着出现巩膜黄染，然后出现皮肤黄染伴瘙痒。黄疸的程度取决于梗阻的程度及是否继发感染，若梗阻不完全或结石有松动，则黄疸程度轻，且呈波动性；若为完全性梗阻，则黄疸呈进行性加深。若梗阻性黄疸长期未得到解决，将会导致严重的肝功能损害。部分患者结石嵌顿不重，阻塞的胆管近端扩张，胆石可漂移上浮，或小结石通过壶腹部排入十二指肠，使上述症状缓解。间歇性黄疸是肝外胆管结石的特点。④消化道症状：多数患者有恶心、腹胀、嗳气、厌食油腻食物等。

（2）肝内胆管结石：肝内胆管结石常与肝外胆管结石并存，其临床表现与肝外胆管结石相似。一般没有肝外胆管结石那样典型和严重。位于周围胆管的小结石平时可无症状。当胆管梗阻和感染仅发生在部分肝叶、段胆管时，患者可无症状或仅有轻微的肝区和患侧背部胀痛。位于Ⅱ、Ⅲ级胆管的结石平时只有肝区不适或轻微疼痛。结石位于Ⅰ、Ⅱ级胆管或整个肝内胆管充满结石，患者会有肝区胀痛，常无胆绞痛，一般无黄疸。若一侧肝内胆管结石合并感染而未能及时治疗，并发展为叶、段胆管积脓或肝脓肿时，则出现寒战、高热、轻度黄疸，甚至休克，称为急性梗阻性化脓性胆管炎（acute obstructive suppurative cholangitis，AOSC）。1983 年，我国胆管外科学组建议将原"AOSC"改称为"急性重症胆管炎（acute cholangitis of sever type，ACST），因为，胆管梗阻引起的急性化脓性胆管炎并非全部表现为 AOSC，还有一部分表现为没有休克的轻型急性化脓性胆管炎，而且后者为多数。因此，目前在我国，AOST 一词已逐渐被废弃，被更能反映实际病因、病例特点的 ACST 替代。患者可由于长时间发热、消耗而出现消瘦、体弱等表现。部分患者可有肝大、肝区压痛和叩痛等体征。

6. 辅助检查

（1）实验室检查：血常规检查可见血白细胞计数和中性粒细胞比例明显升高；血清胆红素、转氨酶和碱性磷酸酶升高。尿液检查示尿胆红素升高，尿胆原降低甚至消失，粪便检查示粪中尿胆原减少。高热时血细菌培养阳性，以大肠杆菌最多见，厌氧菌感染也属常见。

（2）影像学检查：B超诊断肝内胆管结石的准确率可达100％。检查可显示胆管内结石影，提示胆石存在的部位、胆管有无扩张、有无肝萎缩。同时可提供是否合并肝硬化、脾大、门脉高压及肝外胆管结石等信息。PTC、ERCP或MRCP等检查可显示梗阻部位、程度、结石大小和数量等。

7. 处理原则

以手术治疗为主。原则为解除胆管梗阻或狭窄，取净结石，去除感染灶。肝内胆管结石的治疗难度明显高于肝外胆管结石。胆管术后常放置T引流管。主要目的是：①引流胆汁和减压，防止因胆汁排出受阻导致胆总管内压力增高、胆汁外漏而引起胆汁性腹膜炎。②引流残余结石，使胆管内残余结石，尤其是泥沙样结石通过T管排出体外。③支撑胆管，防止胆总管切口瘢痕狭窄、管腔变小、粘连狭窄等。④经T管溶石或造影等。

此外，术后注意调整水、电解质及酸碱失衡，合理应用抗生素，注意保护肝功能。

二、护理评估

（一）一般评估

1. 生命体征（T、P、R、BP）

胆石症患者如与细菌感染并存，可出现体温偏高，疼痛刺激可能会导致心率加快、呼吸频率加快、血压上升，应监测生命体征的变化。还要注意评估患者的神志、皮肤色泽、肢端循环、尿量等，以判断有无休克的发生。

2. 患者主诉

腹痛、腹胀、恶心等不适症状，发病及诊治经过等。

3. 相关记录

体重、体位、饮食、面容与表情、皮肤、出入量等。

（二）身体评估

1. 视诊

面部表情、皮肤黏膜颜色（黄疸、贫血）、体态、体位、腹部外形等。

2. 触诊

（1）腹部触诊：腹壁紧张度、压痛与反跳痛、腹腔内包块。

（2）胆囊触诊：胆囊肿大、Murphy 征等。

3. 叩诊

胆囊叩击痛（胆囊炎的重要体征）。

4. 听诊

一般无特殊。

（三）心理－社会评估

患者在疾病治疗过程中的心理反应与需求，家庭及社会支持情况，引导患者正确配合疾病的治疗与护理。

（四）辅助检查阳性结果评估

1. 实验室检查

胆管结石血常规检查可见血白细胞计数和中性粒细胞比例明显升高；血清胆红素、转氨酶和碱性磷酸酶升高，凝血酶原时间延长。尿液检查示尿胆红素升高，尿胆原降低甚至消失，粪便检查示粪中尿胆原减少。

2. 影像学检查

胆囊结石 B 超检查可显示胆囊内结石影；胆管结石可显示胆管内结石影，近端胆管扩张。PTC、ERCP 或 MRCP 等检查可显示梗阻部位、程度、结石大小和数量等。

（五）治疗效果的评估

1. 非手术治疗评估要点

生命体征平稳、疼痛缓解。

2. 手术治疗评估要点

（1）患者自觉症状：有无腹痛、恶心、呕吐的情况。

（2）生命体征稳定，无腹部疼痛（术后伤口疼痛除外）。

（3）腹部及全身体征：腹部无阳性体征、肠鸣音恢复正常、皮肤无黄染及瘙痒等不适。

（4）伤口愈合情况：一期愈合。

（5）T 管引流的评估：引流液色泽正常、引流量逐渐减少。

（6）结合辅助检查：如胆管造影无结石残留或结合 B 超检查判断。

三、主要护理诊断（问题）

（一）疼痛

与胆囊结石突然嵌顿、胆汁排空受阻致胆囊强烈收缩及手术后伤口疼痛有关。

（二）体温过高

与细菌感染致急性胆囊炎或胆管结石梗阻导致急性胆管炎有关。

（三）知识缺乏

与缺乏胆石症和腹腔镜手术相关知识、引流管及饮食保健知识有关。

（四）有体液不足的危险

与恶心、呕吐及感染性休克有关。

（五）营养失调

低于机体需要量：与胆汁流动途径受阻有关。

（六）焦虑

与手术及不适有关。

（七）潜在并发症

1. 术后出血

与术中结扎血管线脱落、肝断面渗血及凝血功能障碍有关。

2. 胆瘘

与胆管损伤、胆总管下端梗阻、T 管引流不畅等有关。

3. 胆管感染

与腹部切口及多种置管（引流管、尿管、输液管）有关。

4. 胆管梗阻

与手术及引流不畅有关。

5. 水、电解质平衡紊乱

与患者恶心、呕吐、体液补充不足有关。

6. 皮肤受损

与胆管梗阻、胆盐沉积致皮肤黄疸、瘙痒及术后胆汁渗漏有关。

四、主要护理措施

（一）减轻或控制疼痛

根据疼痛的程度，采取非药物或药物方法止痛。

1. 加强观察

观察疼痛的程度、性质；发作的时间、诱因及缓解的相关因素；与饮食、体位、睡眠的关系；腹膜刺激征及 Murphy 征是否阳性等，为进一步治疗和护理提供依据。

2. 卧床休息

协助患者采取舒适体位，指导其有节律的深呼吸，达到放松和减轻疼痛的效果。

3. 合理饮食

根据病情指导患者进食清淡饮食，忌食油腻食物；病情严重者予以禁食、胃肠减压，以减轻腹胀和腹痛。

4. 药物止痛

对诊断明确的剧烈疼痛者，可遵医嘱通过口服、注射等方式给予消炎利胆、解痉或止痛药，以缓解疼痛。

（二）降低体温

根据患者的体温情况，采取物理降温和（或）药物降温的方法尽快降低患者的体温。遵医嘱应用足量有效的抗菌药，以有效控制感染，恢复患者正常体温。

（三）营养支持

对于梗阻未解除的禁食患者，通过胃肠外途径补充足够的热量、氨基酸、维生素、水、电解质等，以维持良好的营养状态。对梗阻已解除、进食量不足者，指导和鼓励患者进食高蛋白、高碳水化合物、高维生素和低脂饮食。

（四）皮肤护理

1. 提供相关知识

胆管结石患者常因胆管梗阻致胆汁淤滞、胆盐沉积而引起皮肤瘙痒等，应告知患者相关知识，不可用手抓挠，防止抓破皮肤。

2. 保持皮肤清洁

可用温水擦洗皮肤，减轻瘙痒。瘙痒剧烈者，遵医嘱使用外用药物和（或）其他药物治疗。

3. 注意引流管周围皮肤的护理

若术后放置引流管，应注意其周围皮肤的护理。若引流管周围见胆汁样渗出物，应及时更换被胆汁浸湿的敷料，局部皮肤涂氧化锌软膏，防止胆汁刺激和损伤皮肤。

（五）心理护理

关心体贴患者，使患者保持良好情绪，减轻焦虑，安心接受治疗与护理。

（六）并发症的预防与护理

1. 出血的预防和护理

术后早期出血的原因多由于术中结扎血管线脱落、肝断面渗血及凝血功能障碍所致，应加强预防和观察。

（1）卧床休息：对于肝部分切除术后的患者，术后应卧床3～5天，以防过早活动致肝断面出血。

（2）改善和纠正凝血功能：遵医嘱予以维生素 K_1 10 mg 肌内注射，每日 2 次，以纠正凝血机制障碍。

（3）加强观察：术后早期若患者腹腔引流管内引流出血性液增多，每小时 100 mL，持续 3 小时以上，或患者出现腹胀、腹围增大，伴面色苍白、脉搏细速、血压下降等表现时，提示患者可能有腹腔内出血，应立即报告医生，并配合医生进行相应的急救和护理。治疗上如经积极的保守治疗效果不佳，则应及时采用介入治疗或手术探查止血。

2. 胆瘘的预防和护理

胆管损伤、胆总管下端梗阻、T 管引流不畅等均可引起胆瘘。

（1）加强观察：术后患者若出现发热、腹胀、腹痛等腹膜炎的表现，或患者腹腔引流液呈黄绿色胆汁样，常提示患者发生胆瘘。应及时与医生联系，并配合进行相应处理。

（2）妥善固定引流管：无论是腹腔引流管还是 T 管，均应用缝线或胶布将其妥善固定于腹壁，避免将管道固定在床上，以防患者在翻身或活动时被牵拉而脱出，T 管引流袋挂于床旁应低于引流口平面。对躁动及不合作的患者，应采取相应的防护措施，防止脱出。

（3）保持引流通畅：避免腹腔引流管或 T 管扭曲、折叠及受压，定期从引流管的近端向远端挤捏，以保持引流通畅，术后 5～7 天内，禁止加压冲洗引流管。

（4）观察引流情况：定期观察并记录引流管引出胆汁的量、颜色及性质。正常成人每日分泌胆汁的量为 800～1200 mL，呈黄绿色、清亮、无沉渣、有一定黏性。术后 24 小时内引流量约为 300～500 mL，恢复进食后，每日可有 600～700 mL，以后逐渐减少至每日 200 mL 左右。术后 1～2 天胆汁的颜色可呈淡黄色、混浊状，以后逐渐加深、清亮。若胆汁突然减少甚至无胆汁引出，提示引流管阻塞、受压、扭曲、折叠或脱出，应及时查找原因和处理；若引出胆汁量较多，常提示胆管下端梗阻，应进一步检查，并采取相应的处理措施。

3. 感染的预防和护理

（1）采取合适体位：病情允许时应采取半坐或斜坡卧位，以利于引流和防止腹腔内渗液积聚于膈下而发生感染；平卧时引流管的远端不可高于腋中线，坐位、站立或行走时不可高于腹部手术切口，以防止引流液和（或）胆汁逆流而引起感染。

（2）加强皮肤护理：每日清洁、消毒腹壁引流管口周围皮肤，并覆盖无菌纱布，保持局部干燥，防止胆汁浸润皮肤而引起炎症反应。

（3）加强引流管护理：定期更换引流袋，并严格执行无菌技术操作。

（4）保持引流通畅：避免腹腔引流管或 T 管扭曲、折叠和滑脱，以免胆汁引流不畅、胆管内压力升高而致胆汁渗漏和腹腔内感染。

（七）T 管拔管的护理

若 T 管引流出的胆汁色泽正常，且引流量逐渐减少，可在术后 10 日左右，试行夹管 1～2 日，夹管期间应注意观察病情，患者若无发热、腹痛、黄疸等症状，可经 T 管做胆管造影，如造影无异常发现，在持续开放 T 管 24 小时充分引流造影剂后，再次夹管 2～3 日，患者仍无不适时即可拔管。拔管后残留窦道可用凡士林纱布填塞，1～2 日可自行闭合。若胆管造影发现有结石残留，则需保留 T 管 6 周以上，再做取石或其他处理。

五、护理效果评估

（1）患者自觉症状好转（腹痛等不适消失），食欲增加。

（2）疾病愈合良好，无并发症发生。

（3）患者对疾病的心理压力得到及时的调适与干预。

（4）患者依从性较好，并对疾病的治疗和预防有一定的了解。

参考文献

［1］程利. 临床护理技能实训教程［M］. 北京：科学出版社，2017.

［2］程梅. 实用专科护理理论与实践［M］. 北京：科学技术文献出版社，2015.

［3］丁淑贞，吴冰. 普通外科临床护理［M］. 北京：中国协和医科大学出版社，2016.

［4］刚海菊，刘宽浩. 外科护理 临床案例版［M］. 武汉：华中科技大学出版社，2015.

［5］韩斌如. 外科护理学［M］. 北京：北京大学医学出版社，2015.

［6］贾宝芳. 外科护理技术［M］. 北京：高等教育出版社，2014.

［7］李建萍，钱火红，张玲娟. 消化内外科护理手册［M］. 上海：第二军医大学出版社，2015.

［8］李卡，许瑞华，龚姝. 普外科护理手册［M］. 北京：科学出版社，2017.

［9］李平，李小鹏. 外科护理［M］. 北京：人民卫生出版社，2015.

［10］林春明. 护理专业临床实习指导［M］. 北京：人民卫生出版社，2014.

［11］鲁昌辉，孙静，刘巧云. 外科护理技术［M］. 上海：上海交通大学出版社，2015.

［12］潘瑞红. 专科护理技术操作规范［M］. 武汉：华中科技大学出版社，2016.

［13］彭金. 专科护理实训［M］. 北京：高等教育出版社，2014.

［14］唐少兰，杨建芬. 外科护理［M］. 北京：科学出版社，2015.

［15］唐英姿，左右清. 外科护理［M］. 上海：第二军医大学出版社，2016.

［16］汪晖，方汉萍. 外科手术并发症预警及护理［M］. 北京：人民军医出版社，2015.

［17］王丽芹，李丽，宋楠. 外科护理急性事件处理预案［M］. 北京：科学出版社，2017.

［18］王萌，张继新. 外科护理［M］. 北京：人民军医出版社，2015.

［19］王明慧，林素洁，陈碧瑕. 护理技能实训指导［M］. 北京：人民卫生出版社，2015.

［20］伍淑文，廖培娇. 外科常见疾病临床护理观察指引［M］. 北京：科学出版社，2017.

［21］叶志霞，李丽. 肝胆胰外科护理常规［M］. 上海：上海科学技术文献出版社，2017.

［22］叶志霞，皮红英，周兰姝. 外科护理［M］. 上海：复旦大学出版社，2016.

［23］印义琼，杨婕. 胃肠外科护理手册［M］. 北京：科学出版社，2015.

［24］张燕京. 临床护理案例分析 外科护理技能［M］. 北京：人民卫生出版社，2015.

［25］周娟仙. 内外科护理［M］. 北京：北京师范大学出版社，2015.

［26］祝水英，高国丽，林彦涛. 外科护理技术［M］. 武汉：华中科技大学出版社，2015.

［27］王丽芹，李丽，宋楠. 肝胆外科护理知识问答［M］. 北京：人民军医出版社，2015.

［28］樊倩红. 快速康复外科护理在结肠癌患者围手术期护理中的应用［J］. 护理实践与研究，2016，13（4）：81-82.

［29］张丽敏. 探讨不同的腹腔引流管固定方法在肝胆外科患者护

理中的应用效果 ［J］. 世界最新医学信息文摘，2016，（47）：
335-336.

［30］宋小梅. 临床护理路径在普外科护理工作中的运用 ［J］. 实用
临床护理学杂志，2017，（5）：88-89.